十秒正念冥想法

精神科醫師
教你有效清除雜念，
輕鬆享受
高效工作與減壓生活！

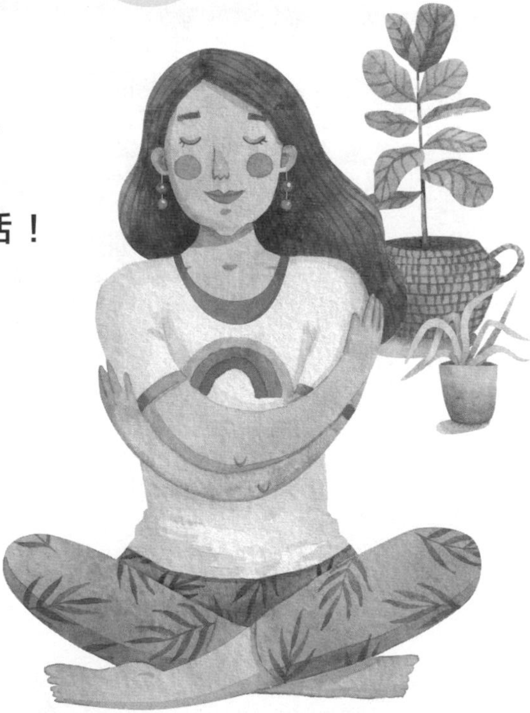

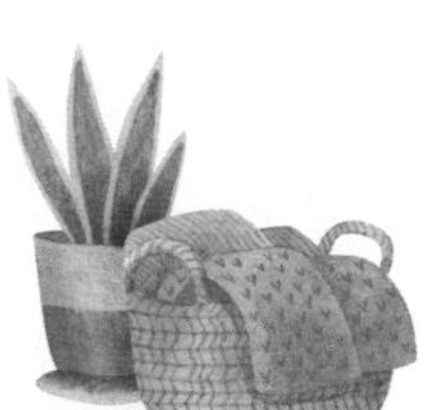

藤井英雄・著　李秦・譯

前言

您好。我是精神科醫師藤井英雄。

我親身實踐冥想，40年間從不間斷。我以正念為中心，結合自我啟發、肌動學（融合西方與東方醫學，整頓身心平衡的健康法）、潛意識等，研究讓人放下煩惱與痛苦，獲得幸福的方法。

正念是藉由活在當下、放下負面思考，療癒負面情緒的一種技巧。它原本是指釋迦牟尼佛開悟時的心理狀態，所以在佛教的架構中都是以禪坐或是冥想的方式推廣。

近年來，正念也被導入心理治療與員工培訓之中，在日本逐漸打開知名度。

在研討會中介紹正念冥想之後，我問大家：

「每天冥想可以精進正念。大家也從今天開始練習正念吧！各位覺得一次花多

少時間可以讓你每天持續冥想？」

這個問題回答5分鐘或是15分鐘的人最多。也有人野心勃勃地回答30分鐘。

「你們覺得幾分鐘的話，不論發生什麼事都可以持續進行？不論發生什麼事是指感冒啦、宿醉啦、親人過世等等。」當我這麼說明後，「3分鐘吧……」大家都慢慢退縮了。

順帶一提，我的每日目標是10秒鐘。

在我這麼說明之後大家都很驚訝。當然，10秒鐘是最低限度的目標，有空的話可以延長時間，也可以在一天之內做很多次冥想。但是，不論發生什麼事，一天一定要做10秒鐘的冥想。

「只要10秒？這樣就能冥想嗎？」你一定會這麼想吧？那麼，真的可以做到嗎？

不每天持續做，效力就會減半的正念

正念有缺點。

首先，第一個缺點是無法長時間維持正念。就算你進入正念狀態，也可能一瞬間狀態就會解除。倘若沒有持續練習，頂多只能維持3秒左右吧。

還有一個缺點，那就是在你有需要時，很難靠自己的意志順利達到正念。正念最能發揮威力的時候，就是當你被負面思考吞噬的時候。負面思考或負面情緒是指煩躁或是悲傷等情緒。當你處於負面思考或負面情緒時，很難進入正念狀態，正念的瞬間是偶然出現的恩賜。

因為有上述原因，所以正念常常會被認為很難應用在日常生活當中，很多人會以為感受正念必須花很長時間冥想。

但是**本書所介紹的正念練習只需要10秒就夠了。**是10秒間一邊做其他事就能達成的練習。

如果可以一邊做其他事一邊練習正念的話，那麼短時間內就可以做，而且不論何時何地都可以做。倘若每天確實練習，就能運用正念的力量。

每星期做一次長時間的正念冥想的確也很有效，但是每天做短時間的正念冥想效果更佳。

首先，請學會在10秒內持續維持正念的能力。假如你能在10秒間維持正念狀態的話，那麼下一個10秒你也可以做到。

10秒間，一邊做某件事一邊進行正念練習

在正念練習中，最好可以專心集中在某件事上。但是我們人生中可以冥想的時間有限，比起禪坐或是上冥想課程，我們花在其他事情上的時間要來得更長。

本書中所介紹的**10秒正念冥想會從「呼吸」、「走路」、「聆聽」等日常行為中著手。**

不論何時都處於正念狀態是最理想的，但是能進入正念狀態的時間真的非常短，而且對於忙碌的上班族來說更是不利。

因此，這本書會教大家如何一邊做某件事一邊保持正念，也就是所謂的「同步正念」。

如果是「同步正念」的話，不論是站著、坐著、走路、工作、休息或是玩樂的

時候，都可以同步進行正念的練習。**這麼一來，就不需要煩惱自己「沒有時間冥想」了。**

不論是在烹飪的時候、準備吃飯的時候、吃飯的時候，還是吃完後洗碗的時候，全部都可以成為正念的練習時間。

「同步正念」有兩個厲害的效果。

首先是會**呈現更佳的成果。**

維持正念的話，你的行動與動作都會更細心、精確，所以工作或娛樂上都會有絕佳的表現。

接下來第二個效果是**提升專注力。**

專注力提升，工作效率也會跟著提升。你不會一邊工作一邊思考多餘的事情，而是能專注在工作本身，因此還能期待更多正念帶來的好處。

- 煩躁的時候能立刻**冷靜下來處理事情**
- 內心動搖時也能在下個瞬間**專注在該做的事情上**

- **比較不會感到身與心的疲倦**
- 討厭的事也可以**積極面對**
- **快速消除不安或憤怒的情緒**

越來越多人在日常生活中加入10秒正念冥想，並且實際感受到驚人的效果。正念也與提升自我肯定感相關，以正念的狀態工作時會更用心、更認真地看待自己的工作。

當你覺得你的工作很重要時，就會開始覺察到自己也是重要的人，也就是說，以正念狀態工作能夠提升自己的自信。

本書會在第1章更詳細介紹**10秒正念冥想的概念與效果**。第一次接觸正念的讀者，建議從第1章開始閱讀。

第2章則是說明「如何進行10秒正念冥想」。從生活中的動作介紹12個範例練習正念，**這些練習每個人都可以輕易地開始著手，並且持續下去。**

接著第3章是介紹在不同場合中如何導入正念。說明如何**運用正念處理在日常生活中或工作時感受到的情緒**（不安、恐懼、憤怒、悲傷等）。

最後第4章是介紹在運動或瘦身等時候，能夠**將正念應用到其他事物上的訣竅**。希望你讀完之後也會覺得「這個我用得上」。

本書的日文版書名《1日10秒マインドフルネス（1天10秒正念冥想）》有兩個意義。

1　**從1天10秒開始，進入正念狀態**

2　**學習在10秒間維持正念的能力**

不管多忙錄的人，都可以抽出10秒的空檔做正念練習。有空的話也請挑戰更長時間（5分鐘以上）的冥想。

本書詳盡記載了許多可以在10秒內有效進行冥想的方法，以及長時間冥想時可以摒除負面思考的方法。

各位不妨從今天開始，試著每天至少花個10秒來進行正面冥想吧！

精神科醫師　藤井英雄

十秒正念冥想法

CONTENTS

第1章 用10秒的時間 大大改善你的人生與工作

第2章

隨時隨地10秒就能完成的正念冥想入門

第3章

找回平靜的心

實踐！
10秒正念冥想

第4章

在這種時刻可以派上用場

正念的應用

第 1 章

用10秒的時間
大大改善你的人生與工作

在閱讀第1章之前

全世界有越來越多的企業開始導入「正念冥想」。

很多人聽到這句話會產生誤會。

在我舉辦的正念冥想研討會中，也有許多人會說：

- **每天都要花很多時間實踐似乎很麻煩**
- **正念冥想好像很困難**
- **我覺得應該不是每個人都做得到**

我常聽到類似這些關於正念冥想的不安、疑問及成見等，也有很多人會認為正念冥想必須在瑜伽教室或寺院的廳堂等禪坐，以類似冥想的形式進行。

然而，**其實正念冥想是可以隨時隨地立刻進行的，並不會對你每天的生活造成**

負擔。

本章會針對「對正念冥想一無所知的人」進行說明，因此對正念冥想已有初步理解的讀者可以跳過。

接下來將會解說進行10秒正念冥想時所需的基本知識，希望可以讓讀者了解正念冥想其實非常簡單好上手。

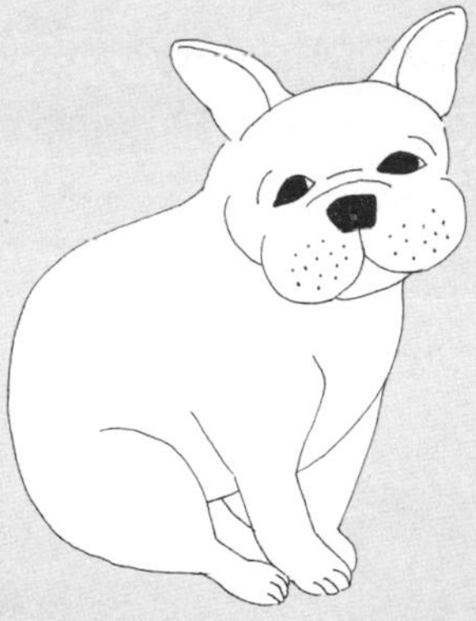

10秒的正念冥想可以改變人生

- 今天也加班到深夜，把工作帶回家繼續做
- 即便如此企劃書還是沒能做完
- 下午會議要用的資料也還沒做好
- 資料夾裡塞滿必須盡快回覆的信件

我們現代人時常籠罩在巨大的壓力之下，而且不管你喜不喜歡，都會同時被各式各樣的工作追著跑。

原本IT、電子產品、AI等都是為了增加效率、協助人類工作而發明的，但是隨著科技的發展，我們反而被要求更快、更佳、量更大的工作品質。

當我們要做的工作越多，就更是需要專注在「此時此刻」，更快速地完成。但

是，在這種情況下，內心的某處會開始後悔過去：「啊啊，要是更早開始就不會這樣了……」、「當初真不該接下這個工作……」

然後擔憂起未來：「這也要做，那也要做……」、「死定了，我絕對做不完，該怎麼辦才好？」、「又要被課長罵了……」

「那麼大的工作量應該要幫我分擔一些吧！」、「這本來就不是我份內的工作！」也可能會像這樣陷入怨天尤人的情緒當中。

如果開始責備無法專注於工作的自己，陷入自我厭惡之中的話，不僅工作表現與效率會降低，加班時數也會變多，並且逐漸累積疲勞。

你可能會想要逃離這些不斷浮上心頭的負面思考與負面情緒，追求可以讓自己專注在「此時此刻」工作上的方法。但是**這並不是一些工作技巧、密技或是手把手教學等治標不治本的方法可以解決的，你不覺得你需要的其實是可以完全深入你生活方式的根本解決之道嗎？**

而你所需要的解決之道就是正念。

降低人生品質的負面情緒

正念（mindfulness）的意思是，客觀地覺察現實中「此時此刻」當下的心理狀態。

不可以毫不在意地沉浸在腦海中那些關於過去或未來的空想中，要留意現下的這個瞬間，以及自身所處的這個現實世界。

也就是說，**活在「此時此刻」的當下就是正念。**

而正念的相反詞是無心（mindlessness）。因為有些複雜，所以我就用「自動駕駛模式」來形容無心好了。

當你的心離開「此時此刻」，頭腦沉浸在非現實狀態中，很容易就會有陷入負面情緒的危險。特別是在你快被忙碌和壓力擊垮的時候，內心很容易陷入負面思考之中。

什麼是正念？

正念

＝

即時且客觀地覺察「此時此刻」的狀態

⬇

集中力提升、效率提升、變得積極正面

無心（＝自動駕駛模式）

＝

腦海中被非現實世界塞滿的狀態

⬇

注意力散漫、時常出錯、變得負面

當你進入無心狀態時，只要將自動駕駛模式的心導向「此時此刻」，就可以療癒負面情緒。如此一來，即可有效地專注在「此時此刻」重要的工作上。

我們的心會隨著外在的影響不斷變化。

就算你正以驚人的專注力十分有效率地工作，也可能會因為一通電話而功虧一簣。很少人能在聽到客戶抱怨或得知家人重病後，還能保持平常心吧。

就算你度過了一段愉快的晨間時光，但是下屬或後輩犯了錯又自作主張時，你就會感到煩躁，並對他們怒吼。接著你又會責備自己，感到自我厭惡，心裡亂成一團。

這種時候，如果能回到「此時此刻」中，讓自己喘一口氣的話不是很好嗎？

「對過去的後悔」、「對未來的不安」、「對周遭的不滿」、「對自己的厭惡」等等，如果可以放下這些各式各樣的負面思考，集中在「此時此刻」必須完成的工作當中，那會有多美好啊！

進入正念的狀態中，**客觀看待並放下負面思考，集中在「此時此刻」上，便可以發揮出你最好的工作表現。**

即便你被過去的後悔絆住，倘若能夠甩開過去、正向思考的話，便可以將自己的反省應用在未來之中。

放下對周遭的不滿，正向思考「要怎麼做才能打造對自己來說最舒適的環境」，並且起身前行。

不要再用自我厭惡來傷害自己了，你其實可以選擇更愛自己、讓自己成長的生活方式。

這樣一來，就不會無謂地憂慮還看不見的未來，而能夠盡情地享受充滿希望的人生。

正念是客觀地覺察現實中「此時此刻」當下的心理狀態。

也就是說，離開「思考」這個虛幻的世界，集中在「此時此刻」的生活方式。

這麼做就能療癒負面情緒，使你更積極正面地生活。

負面情緒
也會讓工作品質下降

試著把頭腦想像成一部電腦。電腦硬碟裡儲存了大量過去的檔案。而記憶體和仰賴記憶體來運作的軟體及應用程式，則負責處理所有在現實中發生的事。

記憶體是電腦在進行作業時暫時存放資料的部分。就像辦公桌的桌面越大，工作時就能擺放越多東西，工作起來也就更加便利。記憶體就像是辦公桌的大小，是工作時必須的容量。

再怎麼優秀的電腦，如果處理超出記憶體容量的程式，那電腦速度就會變慢，最後會完全無法使用。頭腦也是一樣，如果同時處理過多的訊息就會感到疲憊。

當你在處理A時，就算只是想著「我也要處理B跟C」，處理A的效率就會變差，這應該很容易想像。雖然我們都知道這點，但是腦海中一旦出現B跟C時，就很難不去想它。越是刻意想著「我不要再想B跟C了」，它們越容易留在腦海裡揮

在正念的狀態下會這樣

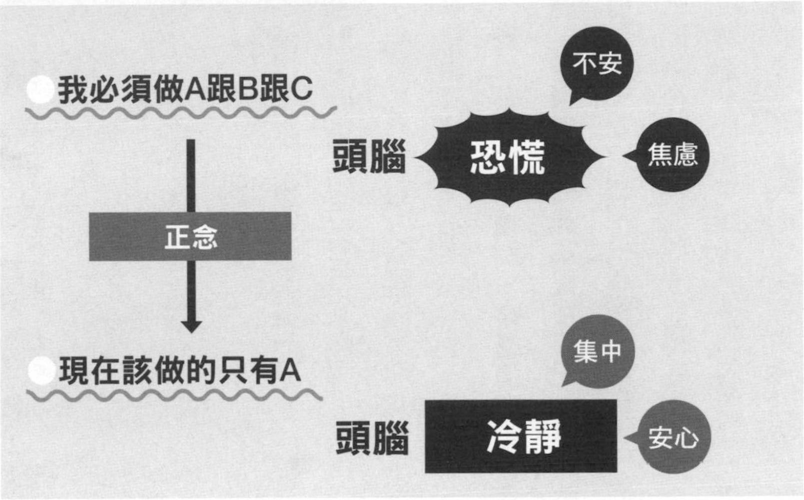

之不去。

但是，**在正念的狀態下思考會變得清晰，清空記憶體的容量，讓自己可以專注在「此時此刻」該做的A上。**

尤其負面思考最會佔據記憶體，所以要盡快進入正念狀態，客觀地覺察自己，放下其他多餘的事物。

掌握幸福的門票

最近正念冥想受到各界關注，但正念原本指的是釋迦牟尼佛開悟時的心理狀態。出身於皇族的釋迦牟尼佛為了尋找克服煩惱與苦痛的方法，因此開始了苦行之旅。但是他發覺就算鍛鍊心靈與肉體，透過外在的磨練也無法真正脫離苦痛，因此才會藉由冥想尋求答案。

釋迦牟尼佛領悟到，當透過冥想客觀地在真實時間中覺察到「此時此刻」的現實時，煩惱與苦痛並不是在自己之外。煩惱與苦痛的原因是自己內在的負面思考。只要回到「此時此刻」客觀地覺察自己的思考，放下那些負面思考的話，煩惱與苦痛都能獲得解決，如此才能得到幸福。

釋迦牟尼佛在知曉「幸福的祕訣」後便傳達給他的弟子們。這在佛教的架構中會用戒律、禪坐或冥想的方式實現。

正念有很長一段時間都只在佛教的架構中傳遞。傳到歐美以後才脫離宗教的範疇，並運用在心理治療上。然後，矯正思考的方法，也就是改善憂鬱症與焦慮症的認知療法再與正念融合後，就產生出正念認知療法。

人沒有辦法真實地感受到現實的樣貌。人會因為自己出生成長的環境、外在環境或遺傳等因素影響，以及至今為止人生中遭遇的各式各樣痛苦與過去的經驗，修飾自己感受到的現實。

比方說，當你跟別人打招呼卻沒有得到對方回應時，有可能只是對方沒有注意到你。但是，如果你受到環境、遺傳或是心裡的傷痛等因素影響，而有負面思考的傾向，可能就會悲觀地認為對方無視自己。容易將現實扭曲看待就是造成悲觀的原因。

所謂的認知療法就是要修正這種「扭曲的思考」來改善悲觀的情緒。以剛才的例子來說，如果能思考別的可能性，像是「他不是無視我，可能只是沒有注意到我跟他打招呼而已」，那就可以為自己製造喘息的空間，而且也有必要覺察自己的思考並不正確。

正念是這樣形成的

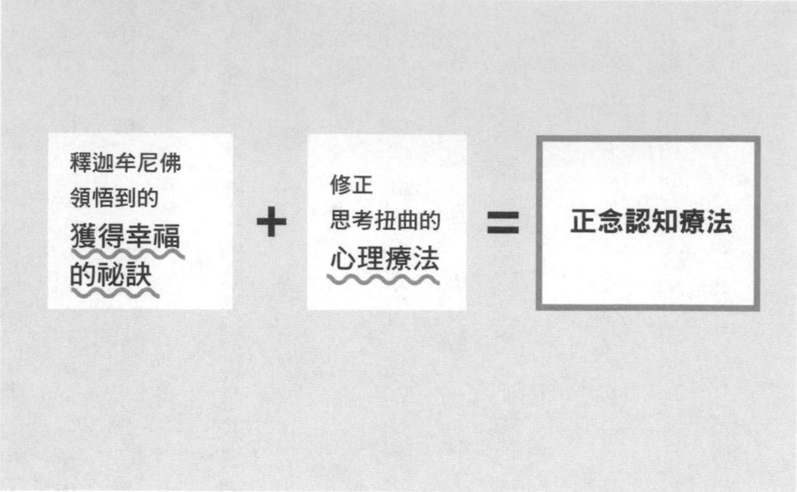

「此時此刻」陷入悲傷的情緒時，可以覺察到「是因為自己的思考扭曲了，才會陷入悲傷的情緒」此一現實，那就是正念。

「自己將現實扭曲了。」

這份覺察能夠將自己從負面思考中解放出來。因此在正念與認知療法的完美配合下，開創了心理治療的全新可能性。

勞工的心理健康對企業來說是很重要的一件事。因此，在得知正念對憂鬱症與焦慮症有幫助後，Google便將正念加入員工培訓課程之中。之後intel、P&G、Facebook等許多大企業也將正念冥想引進員工培訓課程。在美國大流行之後，現在也傳到了日本。

正念的根源來自釋迦牟尼佛，與佛教一同傳播出去，之後跨越佛教的領域，目前在世界各地都造成話題。

不論何時都能花上10秒正向思考

「我想知道該如何放下負面思考，以及讓自己正向思考的具體方法。」

這是在我在研討會或讀書會時，時常被問到的問題。

進入正念狀態，回到「此時此刻」，緩和負面的情緒，這樣的過程要花上多久的時間呢？要花5分鐘嗎？還是需要10分鐘以上呢？其實並不需要那麼長的時間。就如同我先前所說，正念是指即時且客觀地覺察現實中「此時此刻」當下的心理狀態。當你能客觀看待現實的那個瞬間，原本逐漸被負面思考吞噬的你，就可以退一步站在冷靜的角度看事情。

正念的視角是由上往下俯瞰自己與自己構築出的現實狀態，就像是看電視、電影或戲劇的觀眾一樣。不管是什麼樣的悲劇，或是被連續劇裡的人物激怒，只要能

正念的瞬間指的是……

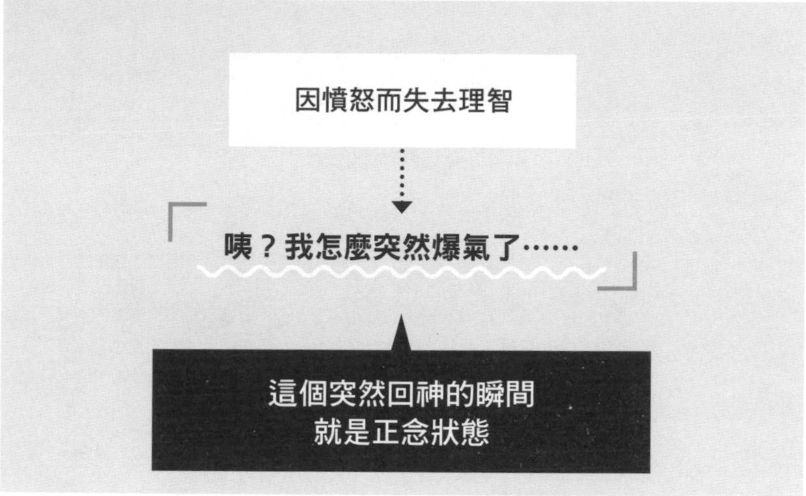
因憤怒而失去理智
「咦？我怎麼突然爆氣了……」
這個突然回神的瞬間
就是正念狀態

回到觀眾的視角，心情就能恢復平靜。

從自動駕駛模式切換到正念狀態只要一瞬間。就是失去理智、逐漸被負面思考淹沒時，「突然回神」的那一瞬間。也會用「突然覺察到」來表現。

怒火攻心、失去理智地大聲咆哮後，你突然回過神來。回神過來的這個瞬間就像是用水將怒火澆熄一樣，可以使你回歸平靜。

當你捲入一些麻煩事，煩惱著「我該怎麼辦」而憂心忡忡時，你突然回過神來。這時，你就可以瞬間回到「此時此刻」，並且冷靜思考自己該做什麼。

你是不是也有過這樣的經驗呢？其實你也曾在不知不覺的情況下進入正念的狀態，只是正念狀態並沒有維持太久。

因此，我會這樣回答開頭時提出的問題。

「首先，請進入正念狀態。接著自然就會冷靜下來，放下負面思考。這樣就能稍微喘息，思考自己現在可以做的事。然後，你就會發現自己能夠正向思考了。」

正向思考並不是正念，但是**正念的結果可以讓你進入正向思考的狀態。**

10秒正念冥想法並不困難，所以可以持續下去

當自己可以客觀看待事情時，也能回到冷靜的視角，放下各式各樣的負面思考，更積極正面地思考事情，雖然這是正念的真髓，但是也有其缺點。那就是**進入正念狀態後，也可能立刻回到自動駕駛模式。**

你突然覺察到自己氣得失去理智，但就算在這個瞬間可以客觀看待事情，正念的狀態也不會一直持續下去。你也許會立刻回到自動駕駛模式，又開始覺得氣憤難平。更糟的情況下，可能還會覺得「啊啊，我又亂發脾氣了。真糟糕！」，陷入另一種負面思考當中。

這是因為正念的持續力很差的緣故。在長時間自動駕駛模式後，只有十分短暫的時間轉變成正念狀態，之後又回到了自動駕駛模式中。正念非常有幫助又很強力，問題在於沒有持續力。

什麼是無我（=自動駕駛模式）的瞬間？

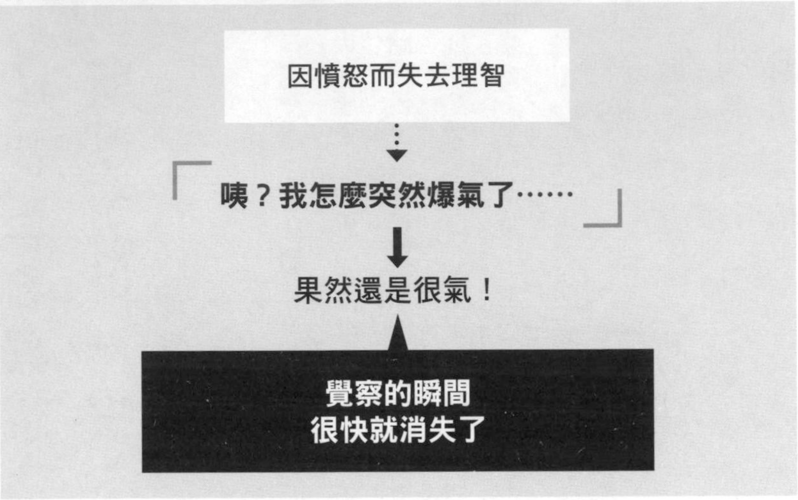

因憤怒而失去理智
「咦？我怎麼突然爆氣了……」
果然還是很氣！
覺察的瞬間
很快就消失了

沒有練習過的人，其正念十分不穩定。在我的經驗中，大約只有3秒左右。也有人在一瞬間就結束正念狀態，又回到自動駕駛模式，開始煩躁不安。

再說，對很多人而言，連用自己的意志進入正念狀態都是不可能的任務了。在憤怒煩躁、焦慮不安的狀態下能突然恢復理智，其實都是很偶然的機遇。

正念會在短短數秒內消失，而且在我們需要它的時候遲遲不現身。你是不是也很想增加正念的持續力，且讓它更頻繁地回到我們身邊，在我們需要正念的時候立刻就能進入狀況呢？

那麼，就按照本書的練習，增加恢復理智的次數吧。要達到正念狀態，練習是不可或缺的，這是為了讓自己在有需要時可以更容易進入正念的狀態。

正念是由釋迦牟尼佛在佛教的架構中傳播出去的，傳統的正念練習通常是禪坐或是冥想的形式。利用禪坐或冥想鍛鍊正念，至今還是十分強而有力的方式。

如果你能夠遠離繁忙的日常生活，到禪寺或道場禪坐，或是參加冥想課程的話，那麼請持續下去。因為這是體驗與練習正念最正宗且有效的方法。

但是，如果沒辦法的話也請不要就此放棄。**沒有多餘時間、整天忙碌的上班族可以更輕鬆接觸正念的方法，就是利用本書所介紹的「10秒正念冥想法」。**

「10秒」不會太長也不會太短

本書的主題是「1日10秒正念冥想」。

「只要10秒就能達到正念狀態嗎？」

一定很多人對此感到疑惑吧。**10秒正念冥想指的是瞬間達到正念狀態，並且能維持10秒的練習。**

從自動駕駛模式切換到正念只要一瞬間。實際上並不需要花上10秒。到剛才為止還一直覺得煩躁氣憤，但是只要恢復理智就可以算是正念狀態。從憂心忡忡的狀態突然回過神來，也是正念。就算沒有陷入負面思考，只要想著「我現在要來做正念的練習了」，其實這個瞬間就已經進入正念狀態了。

但是，**正念無法持續是問題所在。**在煩躁的時候突然回神過來，但往往在下一個瞬間正念就消失了，又回到自動駕駛模式，就算能維持久一點頂多也只有3秒。所以目標才會訂在持續10秒正念狀態。

要是能夠學會如何維持10秒正念狀態的話，那應該也可以再維持下一個10秒。因此，希望你一開始可以先在10秒間讓自己的心與「此時此刻」產生連結，維持正念的狀態。最理想的情況是「醒著的時候全都是正念狀態」。不過起初先不要心急，**最重要的是至少維持10秒的正念狀態。**

只需要10秒正念的話，那就做10秒的練習吧。再怎麼忙碌的上班族，應該都至少可以擠出10秒的時間吧。本書會介紹幾個只要有10秒就能完成的正念練習。

提升「覺察力」

正念是指即時且客觀地覺察「此時此刻」的現實狀態。那麼，該怎麼做才能提升覺察的能力呢？假如和別人打招呼卻沒有得到回應，認為自己被無視而陷入悲觀的情緒中，需要什麼要素才能發現其實只是自己想太多呢？

覺察的能力正是達到正念的能力。對從來沒有意識到正念狀態的人來說，覺察通常只是瞬間的偶然而已。

該如何培養覺察的能力呢？就是要增加可以即時且客觀地覺察「此時此刻」現實的次數。**增加覺察的次數，即可加強自己想要達到正念的力量，也就是說，覺察的能力也會增強。**

透過正念提升的「覺察力」有以下兩種。

1 即時感受到的「覺察力」

2 客觀的「覺察力」

理解這兩種覺察力的差別，能幫助我們更深入了解正念。

1 即時感受到的「覺察力」

即時就是「此時此刻」的意思。

比方說，有一位發誓要戒菸的H先生，沒有尼古丁時，他會開始煩躁不安。當他的手下意識伸進胸前的口袋找菸盒，卻發現沒有東西的時候，他便突然驚覺過來：「對了，我已經戒菸了。」於是，H先生通過了一次考驗。他在此時即時且客觀地察覺到自己的煩躁。

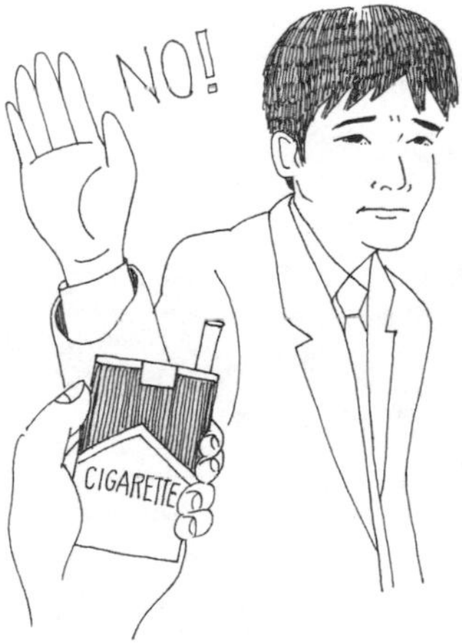

那天晚上，H先生與同事一起去喝酒，互相發一些職場上的牢騷。這時同事遞出菸請他一起抽，雖然H先生伸出了手準備接過菸，卻突然回過神來，告訴對方自己正在戒菸。

同事說：「抽一根而已不會怎樣啦！」

這時，H先生想要戒菸的高尚意志力，敗給了想要抽菸的慾望。當他感受到身體慢慢被尼古丁浸潤時，突然十分後悔：「慘了，我又吸菸了。」然後開始覺得自己很沒用，陷入自我厭惡中。

當他「把手伸入口袋找菸盒但是卻沒有」，以及「同事請自己抽菸準備伸手去拿」時，都是正念的狀態。後者的情況是，雖然即時察覺到自己的煩躁卻沒有辦法持續下去，打破自己立下的誓約，甚至演變成自我厭惡的狀態。雖然也有其他沒有成功的時候，但是……

●「抽一根應該沒關係吧」意志力開始動搖的時候

●「我又抽了，我的意志力怎麼會那麼不堅定」開始後悔及自我厭惡的時候

上述這些情況都可算是能夠即時覺察的機會。

請試著經常捕捉這些當下的機會，不管什麼時候開始覺察都絕對不會太晚。所有的瞬間都在等待你即時地發掘。

2 客觀的「覺察力」

客觀的意思是不去判斷事物的價值。當自己不小心抽了菸，陷入自我厭惡而感到沮喪，這是因為你以「抽菸對身體不好」或「意志力應該要更堅強」等價值觀、想法來判斷自己的行動。

正念其實也是一種好好傾聽自己聲音的行為。

「對了，我會那麼煩躁其實是戒斷症狀之一。」像這樣客觀理解自己的狀態時，就能夠給自己一些喘息空間，也可從煩躁的狀態中解放出來。「對了，我是因

兩種覺察力

1 即時的感受

意識到「此時此刻」

↓

不要錯過任何感到煩躁或不安的瞬間

2 變得客觀

不要用自己的價值觀或想法做判斷

↓

從煩躁不安中製造出讓自己變得更自由、更積極的空間

為戒菸失敗才會責怪自己。」**如果能這樣客觀理解自己，就能讓自己放鬆下來，並且緩和自我厭惡的情緒。**這麼一來，就能輕鬆地說一句「算了啦」。這並不是自暴自棄的「怎樣都好」，而是真正的放鬆，讓自己有正向思考的餘力。

心中的變化轉瞬即逝，如果錯過那個瞬間就會跳到下一個場景。假如可以即時且客觀地覺察到當時自己的想法與情感的話，就能緩和煩躁的情緒，斷開迷惘、放下後悔，也能化解自我厭惡的心情。

第 2 章

隨時隨地10秒就能完成的
正念冥想入門

10秒就能完成正念冥想。

如果可以隨時隨地完成10秒的正念冥想，那麼它所帶來的效果是難以估算的。因為**進入正念狀態的次數越多，你就越容易從各式各樣的煩惱中解放。**

因此，接下來我會介紹10秒正念冥想法的概念與實踐的方法。雖然這麼說，但是要初學者一開始就將10秒正念冥想法發揮在重要場合，坦白說難度很高。所以首先要在心情平靜時練習，慢慢習慣正念冥想。只要重複練習本章所介紹的練習方式，在你需要的時候就能有效活用寶貴的正念經驗。

符合以下敘述的人非常需要進行正念冥想。

● 很容易情緒低落，振作起來要花很多時間
● 過度預想未來會發生的事，導致手上的工作停滯不前
● 過分在意別人的一言一行
● 沒耐性，很容易感到煩躁
● 很常會覺得沒有動力
● 責任感比別人強

在任何場合都可以體驗正念。**不管你抱持著怎樣的負面思想或情緒，透過10秒正念冥想法就有可能解決你的煩惱。**

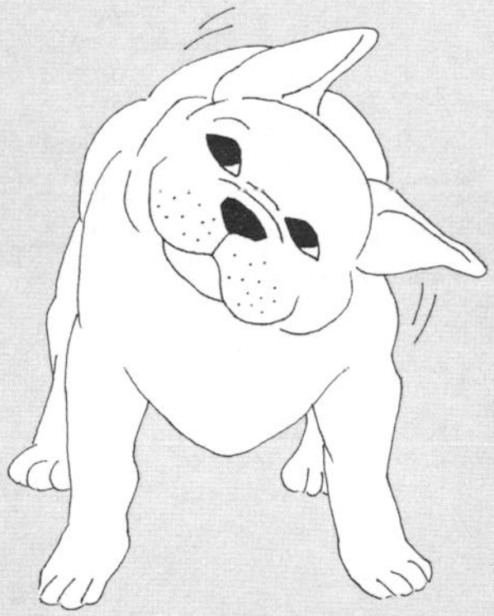

開始進行10秒正念冥想法

對於忙碌的上班族來說，一分一秒都不想隨便浪費，想要閱讀本書的你應該也是如此吧？儘管工作與生活十分忙碌，應該還是能擠出10秒的時間做正念的練習。只要有10秒，就可以進行正念冥想。

話雖如此，但是最初的難關就是要在10秒間維持正念。正念是一瞬間的覺察。我們的首要目標是將這一瞬間持續10秒。要將突然回神時的偶然作為正念的對象之前，**我們先有意識地開始正念冥想，並且做可以維持10秒的正念練習。**

10秒正念冥想法的基本順序如左圖所示，我會依序說明。

10秒正念練習的3個順序

順序 1 ▶ 開始的宣言

宣示「**我現在要開始進行正念練習**」

順序 2 ▶ 感受

感受「**此時此刻**」**現實的10秒時間**

順序 3 ▶ 結束的宣言

宣示「**從今以後我要以正念的狀態生活**」

順序1 開始的宣言

宣示自己現在要開始進行正念練習。宣示的內容不限。「我現在要開始練習正念」也可以，「正念，開始！」也可以，「Go!!」也沒關係。單純一句「此時此刻」也OK。「此時此刻」其實是非常有能量效果的一句話，這句話的效果我會在85頁的練習中做解釋。

「開始的宣言」可以有效讓自己的心專注在練習上。因為1～2秒就能完成，所以不要心急地隨便開始練習，而是要好好宣示完開始的宣言再開始練習。

如果身邊有其他人，那麼就在心中默念也可以。倘若只有自己一個人，那請務必出聲宣示。這個動作會強烈影響你的潛意識。

順序2 感受

接下來要進行冥想。

在10秒的時間中感受「此時此刻」的現實。比方說可以閉上雙眼，試著聆聽周圍有什麼樣的聲音。這麼做以後，也許可以發現自己從來不曾留意過的聲音。

- 空調或是自動販賣機的聲音
- 汽車的引擎聲
- 走廊上的腳步聲
- 窗外啁啾的麻雀聲
- 隔壁同事敲打鍵盤的聲音
- 對面的人講電話的聲音

當你開始集中意識時，會聽到各式各樣的聲音。**請不要去評斷「真是好聽的聲音」或是「好吵的聲音」等，而是聆聽聲音最原本、最真實的狀態。**雖然這麼說，但是人一旦聽到舒服的聲音心情就會變得愉悅，吵雜的聲音則會讓人感到不快，所以這很困難。如果刻意去想「不要思考聲音的好壞」有可能反而更緊張，所以先放鬆下來，試著專注地聆聽聲音就好。也許剛開始會覺得有些困難，但你可以將聽到的聲音取名為「聲音」，之後也一樣。慢慢地你就不會再對聲音做價值判斷，會發現自己可以聆聽聲音本身。這時候你也會發現自己的心變得十分平靜。

這裡有一個必須注意的重點。當你專注於聆聽聲音時，聆聽聲音的自己可能會消失，失去自我的意識。這是一種雖然很專注但是沒有覺察的狀態，是「忘我」的狀態。因為專注與正念並不相同，所以**請覺察到「『此時此刻』正在聆聽聲音的自己」。**

那麼，要怎麼做才能不忘我地，覺察到「此時此刻」正在傾聽聲音的自己呢？首先，先將「聽見聲音」的真實體驗取名為「聲音」。或者是你也可以在心裡想「我正在聽聲音」。**重要的是轉播自己「感受到」的事。**

就算這個過程不到10秒，只有短短3秒的時間，也是很了不起的一件事。因為你以自己的意志持續3秒鐘的正念。

順序3 結束的宣言

10秒正念冥想的結束方式與「開始的宣言」幾乎一樣重要。

宣示「從今以後我要以正念的狀態生活」。有意識地用話語表達出來，這樣能影響自己的潛意識。從這個瞬間開始的一段時間內，正念出現的頻率將會提升，持續的時間也會延長。也可以用「Good」或是「很好」來稱讚實行正念練習的自己。

在進行10秒正念練習的過程中，有時會覺得呼吸不順，這可能是因為你過於專注在感受而忘記呼吸了。呼吸一旦停止，身體反而會耗費更多力氣，心情也會變得緊張，所以記得要保持平穩的呼吸。

接下來我會說明幾個在生活中鍛鍊覺察力的方法。我會介紹除了「聽聲音」以外的10秒正念冥想靈感。全部都做的話太累了，可以選自己喜歡的方式每天練習看看。

提升放鬆效果的正念練習

胸式呼吸

感受自己真實的呼吸時，心會和「此時此刻」產生連結。雖然這麼說，但是一開始應該會很不習慣感受呼吸本身，所以為了更容易感受，首先可以試著用深呼吸來維持正念狀態。

也可以試著感受自己因呼吸造成的身體起伏。深呼吸有分腹式呼吸與胸式呼吸。在這裡我們先專注於感受胸部的起伏。

順序1 開始的宣言

可以宣示「我要感受呼吸的律動來達成10秒正念」，也可以跟平常一樣說「開始！」或是「Ｇｏ!!」。

順序2 感受

深呼吸一口氣，一邊感受胸部隆起，一邊在心裡想「胸部鼓起來了」。吐氣時，感受到胸部往內縮，可以在心裡想「胸部正在往內縮」。

這時如果比照收音機體操，深呼吸時將手開合的話，注意力容易分散，所以一開始先不要做呼吸以外的動作比較好。

你可以花10秒做一次深呼吸就結束，也可以繼續做幾次。**要把意識集中在隨著呼吸胸部的起伏上。**

雖然深呼吸可以使人放鬆，但是緊張時不斷想著「我要放鬆、我要放鬆」，在這種時候做深呼吸反而無法放鬆下來。那是因為「我要放鬆」的念頭會影響自己。所以請大家**感受身體的律動，你的感受會讓心回到「此時此刻」，將注意力集中在感受上會更有效果。**

順序3 結束的宣言

宣示「我要以正念狀態生活」或是「ＯＫ！」等等都可以，表示自己結束正念練習。

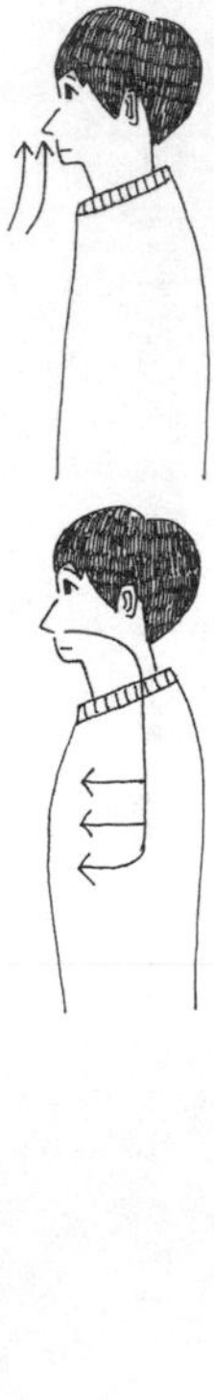

讓頭腦更清晰的正念練習

腹式呼吸

接下來是腹式呼吸，實作的方法跟胸式呼吸一樣。請感受腹部的起伏，以及空氣進出的感覺。

順序1 開始的宣言

可以宣示「我要感受呼吸的律動來達成10秒正念」，也可以跟平常一樣說「開始！」或是「Go!!」。

順序2 感受

腹式呼吸在吸氣時橫隔膜會下沉，腹部會往前膨脹，這和胸式呼吸相反。如果感受到膨脹的話，可以在心裡想「膨脹起來了」，收縮時則可以在心裡想「縮進去了」、「往內縮」等等，讓自己的覺察更確實。因為只有10秒，所以「膨脹↓收縮↓膨脹」做3次就結束了。

順序3 結束的宣言

宣示「我要以正念狀態生活」或是「ＯＫ！」等等都可以，表示自己結束正念練習。

不論多麼忙碌，如果沒有休息一直持續工作的話，反而會讓效率低落。另外，心一旦遠離「此時此刻」，就容易累積疲勞。但是休息時間如果還在滑手機，反而會更加疲累。

這種時候，一個小時1次，只要做10秒的正念冥想，疲憊的思考與心靈都能夠得到恢復。正是因為忙碌，所以才更需要正念冥想。

另外，假如做的次數超過3次，就是正念已中斷的證據。那麼，就再重新數一次，讓自己回到正念狀態吧！

消除緊張的正念練習

通過鼻腔的空氣

這次來感受一下平時的呼吸。

深呼吸的話大概10秒的時間只能做一次，但是普通的呼吸應該可以做2～3次。這段時間內請將注意力集中在身體的某一點上，感受自己的呼吸。

比方說，你可以感受空氣通過鼻腔的感覺。這樣的感覺很細微，剛開始練習時建議你可以閉上眼睛去感受。

在發表簡報前，或是等待與人會面的時候，做此練習可以增強正念並緩和情緒，達到一石二鳥的效果。

接下來我會依序說明。

順序1 開始的宣言

可以宣示「我要感受呼吸的律動來達成10秒正念」，也可以跟平常一樣說「開始！」或是「Go!!」。

順序2 感受

吸氣時，風會從外面吹入鼻腔的深處，可以感受到比體溫略低的清涼的風。這個瞬間可以在心裡想「好涼」或是「吹進來了」等等。

吐氣時，會在比剛才稍微外側的地方，也就是鼻尖的部分感受到氣息。由於吐出來的空氣經過身體加溫，因此比吸氣時感受到的空氣來得溫暖，也有可能感受不到溫度。可以在心中默想實際感受到的感覺，像是「吐出空氣了」等等。呼吸2～3次大概就10秒了。

順序3 結束的宣言

宣示「我要以正念狀態生活」或是「ＯＫ！」等等都可以，表示自己結束正念練習。

雖然每次都做相同的練習，但是每一次的呼吸都會有所不同，請感受那不同之處。緊張時呼吸會紊亂且加速，放鬆時的呼吸則會較為緩慢。

緊張時不斷告訴自己「放輕鬆」，大概也無法放鬆。所以與其想著要放鬆，**不如做10秒正念冥想，去感受自己的呼吸，並且調整呼吸。**

「發現自己呼吸急促」→「覺察到自己的緊張」→「調整呼吸」。

這麼做，也許就能達到讓心平靜下來的效果。

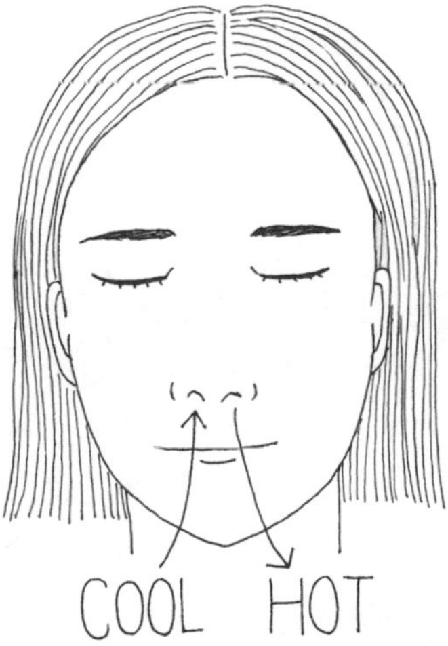

敏銳度爆發的正念練習

手指的感覺

開始慢慢進入細微的感覺。

順序1　開始的宣言

可以宣示「我要感受手指的觸覺來達成10秒正念」，也可以跟平常一樣說「開始！」或是「Go!!」。

順序2　感受

將慣用手的大拇指與食指逐漸靠近，到碰觸的前一刻先停下來。接著再繼續靠近，輕微碰觸時可以在心裡想「碰到了」。此時手指會形成一個圈。

接著，手指開始慢慢分離，當你感覺到手指分離時，可以在心裡想「分開了」。分開的感覺應該會比碰觸時的感覺還要難以察覺。緊張時呼吸就會停止，請注意不要停止呼吸。

順序3 結束的宣言

宣示「我要以正念狀態生活」，或是「ＯＫ！」等等都可以，表示自己結束正念練習。

習慣慣用手的練習後，可以改用另一隻手練習。**倘若覺得觸覺不太明確，可以試著在觸碰的狀態稍微摩擦手指。**

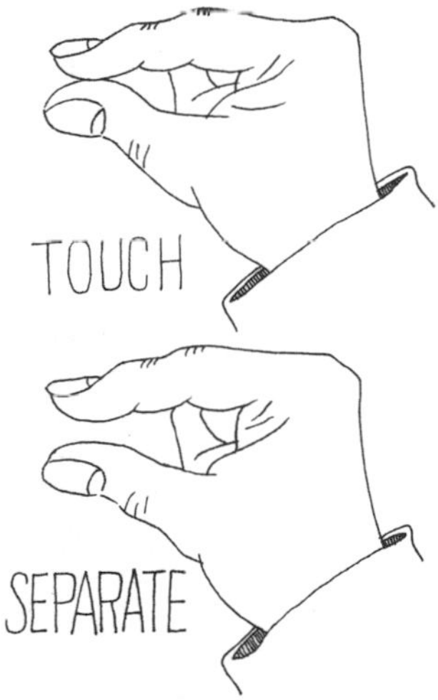

恢復注意力的正念練習

撿東西

當注意力中斷時，在恍神狀態下手突然撞到東西的話，拿在手上的東西就會掉落。這是一個很好的機會。你會突然發現你一直都處在自動駕駛模式中，這時候就是開始10秒正念冥想的大好時機。

順序1 開始的宣言

可以宣示「我要把掉落的筆撿起來」，也可以跟平常一樣說「開始！」或是「Go!!」。

順序2 感受

保持「覺察到筆掉落」的狀態，當你要撿起掉落物時，可以把意識集中在指尖，故意稍加用力撿起物品，這個瞬間就能加強正念。

順序3 結束的宣言

宣示「我要以正念狀態生活」或是「ＯＫ！」等等都可以，表示自己結束正念練習。

其實不只是東西掉落的時候，**當你想要拿取什麼東西，或是夾取什麼東西的時候，都是進行10秒正念冥想的好時機。**宣示「我要以正念狀態拿取〇〇〇」後，將注意力放在指尖上，稍加施力拿取物品。

拿筷子也是10秒正念冥想的機會。這種情況下就不是把注意力放在指尖，而是放在筷子的前端，這樣會更有效果。可以試著想像自己的身體延伸到筷子的前端，整個筷子都是身體的一部分。以這樣的狀態夾菜吃飯，正念效果便會加強。

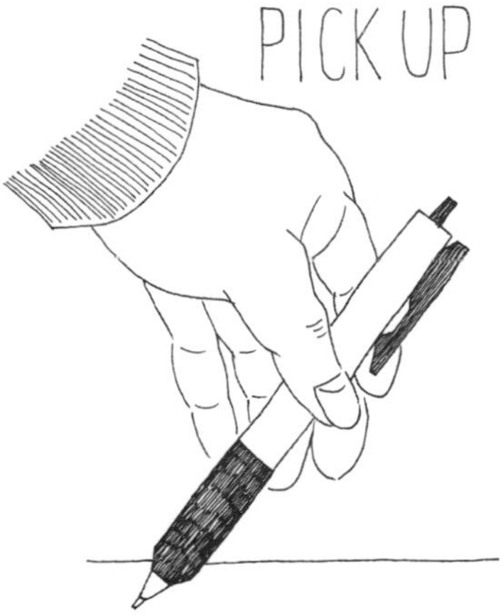

可以更加美味地享用美食的正念練習

吃東西

在正念冥想的練習當中，也有關於吃的冥想。跟呼吸一樣，「吃」這個行為雖然可以無意識地進行，但是有意識地「吃」能夠帶來正念的力量。

因此，我們也可以練習「吃」的冥想。**如果用心在「此時此刻」享用美食的話，就能培養正念力。**

據說一邊吃飯一邊商談的「Power Lunch」更容易成功。忙碌的現代人似乎很常一邊吃飯一邊做其他事，所以也變得無法好好享受餐點本身，更不用說在正念狀態下享用餐點了。

這種10秒正念冥想法推薦給認為花時間吃飯很浪費時間的人，以及吃飯速度很快的人。並不是要你整頓飯都完美地維持在正念狀態，**你只要以正念狀態享用第一**

口飯就好。

順序1　開始的宣言

可以宣示「我要好好地品嚐第一口飯」便開始練習，也可以說「我要享受食物的美味」或是「開動了」。

順序2　感受

當你將第一口飯送進口中以後，先放下手上的筷子。如果一直拿著筷子，一定會跟以前一樣很快地又去夾菜。

想要以正念狀態品嚐料理的訣竅在於，把食物放在舌尖。

吃飯速度快的人，或是嚼沒幾下就把食物吞下去的人，只要食物到舌頭後方的位置，就會反射性地將它們吞下。

因此，**要在咀嚼時故意將食物運回舌頭前端。**只要這麼做就能慢慢品嚐食物，以正念的狀態慢慢進食。

當你以正念狀態開始品嚐食物後，你會覺得比平常更能感受到舌尖上食材的觸感與滋味。**也許還會發現平常食不知味的食物，滋味竟然變得那麼鮮明。**

如此簡單的舉動就能達到正念狀態。

順序3 結束的宣言

宣示「我之後也要以正念狀態吃飯」，然後正常地用餐就可以了。

就算時間不允許，只有第一口飯能以正念狀態享用，至少也有稍微品嚐到食物的美味。

在你以正念狀態品嚐食物以後，也許會因為感受到食材或料理的美味而感到驚訝也說不定。「想吃美味的食物」

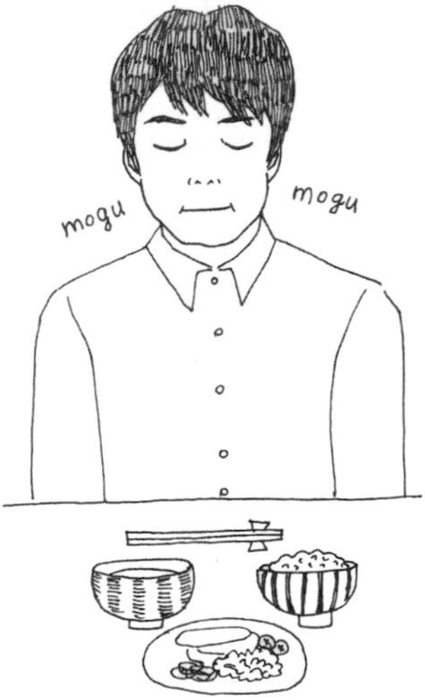

似乎是食物不美味就無法達成的願望，但**如果是「美味地享用」，不論是什麼食物都能在「此時此刻」中實現。**

以筷子或杯子安定心靈

在「吃東西」的項目中，放下筷子時也可以維持正念的狀態。通常都是將食物送入口中以後才會把筷子放下來吧。我們先把注意力移到「拿筷子的手」上。接著再想像整雙筷子都是自己身體的一部分，然後小心翼翼地放下。

在心中宣示要放下筷子，以正念狀態放下筷子。接著維持正念的狀態開始用餐。之後便回到「吃東西」的項目中。

關於放置物品還有一個10秒正念練習的好題材，那就是「把杯子放到桌上」這個行為。可以試著將裝滿水的玻璃杯，或是裝著咖啡的咖啡杯等放到桌上。

- **順序1　宣示「我要將杯子放到桌上」**
- **順序2　盡量無聲地將杯子緩緩放到桌上**

● 順序3　宣示「我今後會以正念狀態生活」

將盛有液體的杯子慢慢放到桌上，心也會不可思議地平靜下來。這是特別適合在焦慮或煩躁時進行的正念練習。

站立
感受重力的正念練習

放鬆不要出力，直直地站立。雖然看似簡單，但如果是有意識的行為，就能當作正念的練習。

順序 1 開始的宣言

先停下手邊忙碌的工作，從椅子上站起來，用心默念開始的宣言。可以宣示「10秒正念開始！」，或是「Go!!」也可以。

「開始的宣言」是為了加強開始進行10秒正念練習的印象。

如果宣言可以傳達至潛意識的話，那麼顯意識、潛意識及全身都能一起進入10秒正念當中。

順序2 感受

如果只是呆站在那裡，心的注意力會擴散，覺察力也會減弱，所以**把感覺集中在身體的某處會比較好。**

雖然眼睛睜開或閉上都可以，但是閉上眼更能將注意力集中在感覺上。不過如果是閉上眼身體會搖晃的人，那請睜開眼練習。

你要去感受身體的哪一個地方呢？既然是站著的話，要不要將感覺集中在腳底呢？

而且不要左右同時，決定左腳或是右腳就好，可以試著找出自己的重心在哪裡。如果不容易辨識的話，也可以試著將身體前傾或是後仰，感受重心的移動。

不是要你感受前傾比較好或是中心比較好，而是**去感覺腳真實且直接的感受。**感受真實且直接的感覺才是最重要的目的，同時也請持續覺察正在感受的自己。

要讓覺察更明確的話，可以將「此時此刻」的感覺命名。感覺重心在前面時可以在心中想「重心在前面」，加深自己短時間內的專注力與覺察力。

順序3 結束的宣言

大約在10秒後，就可以做結束的宣言。可以說「ＯＫ！」或是「從今以後我也要維持正念」。

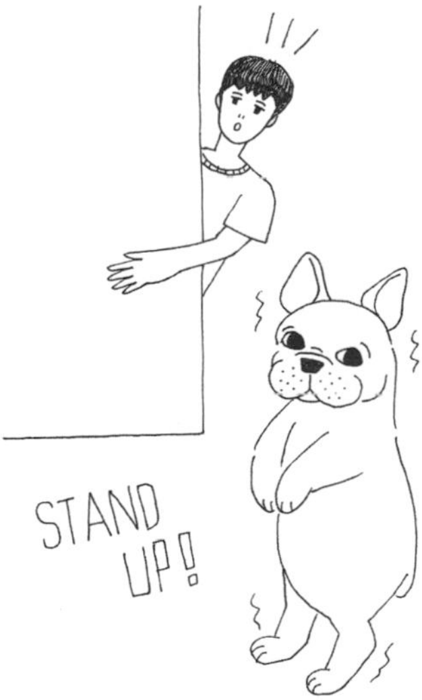

左右的重心

會越做越上癮的正念練習

有幾種可以站著做的實踐方式。在此會介紹移動左右重心來提升覺察力的方法，接下來也有移動前後重心的練習方式，可以選擇自己比較喜歡的方式來做練習。

順序1 開始的宣言

可以宣示「我要感受重心的移動來達成10秒正念」，也可以跟平常一樣說「開始！」或是「Go!!」。

順序2 感受

雙腳打開2～3個拳頭寬，直直站立。

首先，將注意力集中在左腳底。原本雙腳的重心相等，慢慢花5秒的時間將重心移到左腳。**將90%的體重放在左腳上，左腳應該能感受到身體的重量。進行練習時請著重在這件事情上。**

接著，將注意力集中在右腳底。也許在剛才的練習中右腳只剩腳尖著地，請慢慢將重心轉移至右腳，感受體重從10%到90%之間的變化。

10秒的話這樣應該就結束了，如果還有時間，可以再進行左腳↓右腳，來回2~3次感受重心的變化。倘若覺察不是很明確的話，可以在心中想著「左腳」或是「我感覺到重心」等等。

順序3 結束的宣言

宣示「我要以正念狀態生活」或是「OK！」等等都可以，表示自己結束正念練習。

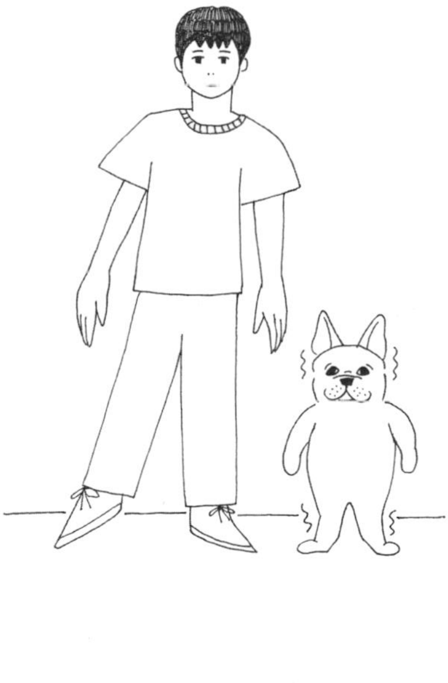

讓身體覺醒的正念練習

前後的重心

順序1　開始的宣言

可以宣示「我要感受重心的移動來達成10秒正念」，也可以跟平常一樣說「開始！」或是「Go!!」。

順序2　感受

這次雙腳前後打開站立。將重心放在正中間，體重平均分攤在雙腳上。假設右腳在前，左腳在後，右腳的腳跟到左腳腳尖的距離，縱橫都以一個拳頭大小為佳。**前後、左右都比平常走路時還要稍窄一點比較容易覺察。**

感受前方的右腳為承受體重最多的部分，同時將重心均等地一點一點慢慢往前傾。這段期間，可以感受承受體重最多的部分慢慢在轉移，從「腳跟」↓「足弓外側」→「小指腳球周圍」→「拇指腳球與大拇指附近」。

當90％左右的重心轉移至右腳時，左腳會是腳尖著地的狀態。最後感受左腳腳尖接觸地面的感覺，就可以結束練習。為了讓覺察更明確，可以在心中想「右腳」→「左腳」。

順序3 結束的宣言

宣示「我要以正念狀態生活」或是「ＯＫ！」等等都可以，表示自己結束正念練習。

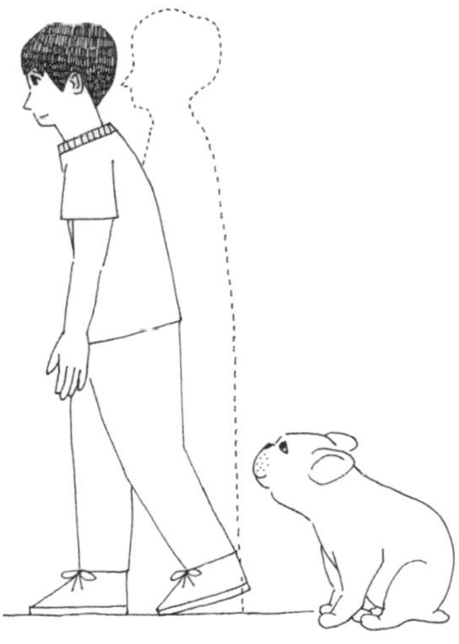

走路

這個練習無法在10秒內完成。原本應該不適合將走路放在這個章節中，但是因為走路可以做為【讓身體覺醒的正念練習　前後的重心】練習的延伸，因此放在這裡說明。有時間的話可以挑戰看看！

走路的正念練習比較適合在多次進行【讓身體覺醒的正念練習　前後的重心】練習，習慣這樣的感覺之後再做會比較好。因為**連續的動作有可能會讓注意力中斷，有失去覺察力的可能性。**

順序1　開始的宣言

可以宣示「我要意識腳的感覺來達成10秒正念」，也可以跟平常一樣說「開始！」或是「Go!!」。

走路是日常行為之一。為了明確區別「練習」跟日常行為的不同，開始的宣言是很重要的步驟。

順序2　感受

站立的方式跟【讓身體覺醒的正念練習　前後的重心】一樣，站立時雙腳前後左右都間隔一個拳頭大小的距離。或是前腳跟緊鄰後腳尖也可以。**一開始的時候如果雙腳的間隔太大，身體很容易搖晃。**先將重心放在正中間，從左右負重都50%開始吧！

一邊感受前腳（右腳）的重心，慢慢將重心轉移到前腳。

隨著體重的轉移，重心也會跟著移動。想要有所「覺察」有兩種方式，一種是感受體重集中在某一個點上的感覺，另一種是感覺重心的移動，兩種方法都可以。而我個人是比

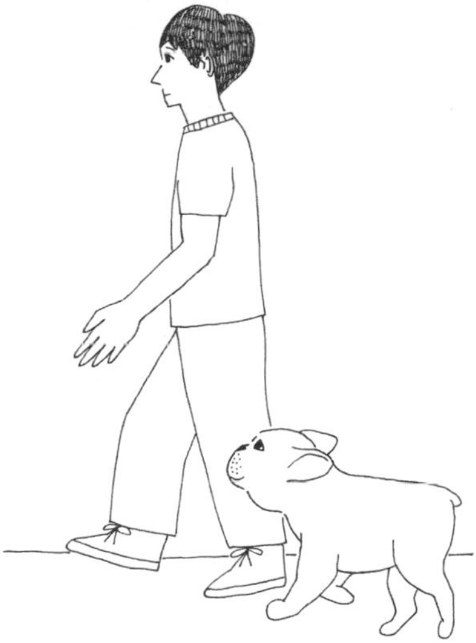

較喜歡感受重心移動的感覺。

當90％的重心都轉移到前腳時，你會強烈意識到拇指球與大拇指的這一區塊。可以在心裡想著「右腳（如果右腳在前的話）」或者是「下壓」。然後再將注意力放在後腳（左腳）。

左腳可能只剩腳尖在地面上。當你慢慢將體重轉移至前腳時，後腳腳尖接觸地面的面積便會慢慢變小。接著當體重100％轉移到前腳時，就會進入後腳尖離開地面的那一瞬間。**請不要錯過這個時刻，在心裡想「離開地面了」。**請覺察到「離開地面」這個事實，將其命名並在心中默想。

前腳（右腳）維持支撐100％體重的狀態，將懸在後面的後腳（左腳）慢慢往前移動。你會感覺到腳尖現在正在移動，這時候可以在心裡想著「移動」或是「我在走路」等，才不會中斷注意力，失去覺察的狀態。

當移動的左腳跟開始要接觸地面、快到右腳尖附近時，請先暫時停止動作。這時要將注意力從原本往前伸的左腳尖轉移到腳跟上。

當你習慣之後也可以不用暫停動作，但如果你沒有先停下動作就將注意力從腳尖轉移到腳跟的話，你的覺察就會變得不明確。所以在習慣之前，還是先暫停動作會比較好。

把注意力放在前面的左腳跟，然後感覺它慢慢接近地面。接著一邊確認碰觸地面時瞬間的感覺，一邊在心裡想著「碰到了」。

這時候體重應該幾乎都還沒轉移到左腳上，之後再慢慢地將體重移往左腳。當兩隻腳的負重比例幾乎相同時，重心應該會集中在腳底外側附近吧。你可以去感覺這段時間內重心位置的變化。

這樣就前進了一步。現在右腳與左腳互相交換了前後位置。這一步應該會花費20～30秒左右。

接下來也要以正念的狀態跨出新的一步。假如有時間的話，可以挑戰5分鐘或10分鐘走路的正念練習。

這裡有一個要注意的地方。

平衡感不好的人請將步伐縮小，雙腳的距離要比一個拳頭更近。後腳的著地點跟前腳重疊也沒關係。也就是說，準備要著地的後腳跟不超過現在正支撐著體重的前腳尖也沒關係，因為這個練習的目的並不是要移動，而是要感覺步行本身。所以如果你是要走路前往某個目的地而順便進行此項練習的話，就需要多加注意。

順序3 結束的宣言

宣示「我要以正念狀態生活」或是「ＯＫ！」等等都可以，表示自己結束正念練習。

有些人在進行此項練習時會覺得呼吸困難，因為既專心又緊張時很容易就會忘記呼吸。**請注意練習時要調整好呼吸。**

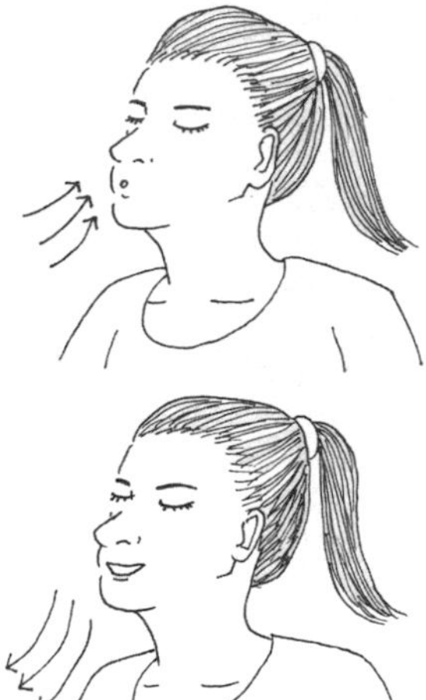

舒緩僵硬的正念練習
身體的一部分

傾聽身體的聲音是一種很好的正念練習。特別是當你的心緊張時，身體某處就會特別用力。在這裡要把注意力放在肩膀上。

順序1 **開始的宣言**

宣示「我現在要開始傾聽肩膀的聲音」。

順序2 **感受**

把注意力放在肩膀上，感受自己的緊張。這時請將此狀態取名為「緊張」，並且在心中默想。如果會過度出力的話，可以放鬆一下肩膀，或是轉動一下肩膀。

順序3 結束的宣言

宣示「從今以後我要以正念狀態生活」，表示自己結束正念練習。

其實，要覺察到自己的緊張狀態比想像中困難。藉由傾聽身體的聲音，就可以知道自己正在緊張。**假如可以客觀看待自己的緊張，那麼放鬆就很簡單了。**

有一種叫做「身體掃描」的正念練習，是以像是掃瞄全身般的方式來感受緊張。10秒正念冥想不需要掃描全身，只要鎖定身體某一處，再進行身體掃描就可以了。

傾聽心的聲音

讓情緒放鬆的正念練習

我們隨時都在思考。據說我們一天會思考6萬件事情，但是絕大部分我們都沒有覺察。而情緒則是思考的結果。如果6萬件思考全都是在自動駕駛模式下進行的話，會發生什麼事呢？**倘若在毫無覺察的狀態下生活，很有可能會在不知不覺中被負面情緒影響。**然而，你可以用10秒傾聽心底的聲音。

你感受到什麼樣的情緒呢？是既興奮又期待的充實感，還是安心放鬆的感覺呢？抑或是寂寞、悲傷、憤怒、煩躁、不安等負面情緒？

請意識自己「此時此刻」心中的情緒。接著為你的情緒命名。如果你的情緒是「悲傷」的話，請試著在心裡想「我現在正被悲傷的情緒牽著走」。或是像傾聽好友的內心話那樣，對自己說「你是被悲傷的情緒給淹沒了對吧」。

將自己的情緒命名，並且默想的時候，可以退一步以旁觀著的觀點看待自己。這麼一來就可以給自己喘息的空間，將負面情緒放下，能更自由地思考。

只要10秒就能客觀看待自己「此時此刻」的情緒。這也是一個改善自己煩躁情緒的好方法。

有時候也會有感受不到任何情緒的時候。這種時候請確認自己的狀態，並宣示自己就存在於「此時此刻」之中。

我們一直都在「此時此刻」中，不會存在於「此時此刻」之外的場所。問題是身體在「此時此刻」，心卻常常離開「此時此刻」，漂流在名為思考的虛擬世界中。

特別是自我肯定感低落的人，回到「過去」便覺得後悔，進入「未來」又會感到不安，對他人或環境心生不滿，容易陷入自我厭惡當中。**保持穩定心情的技巧，就是要讓心隨時與「此時此刻」產生連結。**而且這就是正念的真髓。

「我在『此時此刻』中！」

這句帶有能量的宣言，可以直接確認並感受自己現在的狀態。順序與10秒正念冥想一樣。

順序1 開始的宣言

宣示「現在開始我要傾聽內心的聲音」。

順序2 感受

請去感受自己「此時此刻」有著什麼樣的情緒。如果情緒很明確的話，可以為它取名。如果感受不到任何情緒的話，就在心裡想著「我在『此時此刻』中」。

順序3 結束的宣言

宣示「從今以後我要以正念狀態生活」，表示自己結束正念練習。

開始第11秒的正念

雖然我們一直在說10秒正念冥想，但是長時間的正念冥想也很重要。10秒正念冥想與5分鐘以上的正念冥想目的不同。首先我們要先釐清這點。

10秒正念冥想的目的是培養「在10秒鐘之間持續保持正念狀態的能力」。意圖讓原本一瞬間就會消失在虛無當中的正念狀態可以維持10秒，藉此培養正念的持續力。假如以棒球或是網球來打比方的話，那10秒正念冥想就相當於重訓或是跑步等鍛鍊身體的階段。

與之相對的**5分鐘正念冥想，其目的在於覺察終將發生的「雜念」，培養放下雜念的能力**。可以想成是傳接球、揮棒練習，或是守備練習等基礎練習。

那麼比賽相當於什麼呢？就是在社會上、生活中面對壓力或是一些麻煩的狀況時，無法保持冷靜、想逃離的時候。這時就很適合讓自己進入正念狀態中。

比賽前的基礎練習，就是我要在此介紹的長時間正念冥想。為此必須先重訓及跑步鍛鍊身體，也等於是我先前解說的10秒正念冥想。

最需要正念的情況，是當你被負面思考與負面情緒吞沒的時候。正因如此，覺察到正念冥想時出現的雜念，以及學習如何放下雜念的能力是很重要的。**就讓我們放下冥想時產生的雜念，鍛鍊自己客觀看待負面思考與負面情緒的能力吧！**

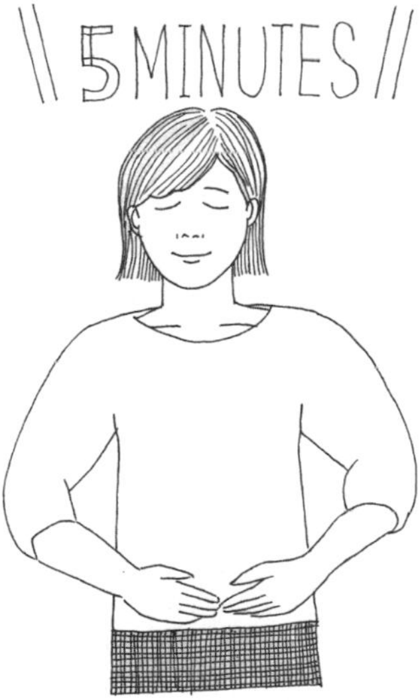

摒除冥想時的「雜念」

10秒正念冥想練習因為只有短短10秒，所以可以毫無雜念地集中在冥想上，保持著正念的狀態。但是，**當你持續正念冥想1分鐘或2分鐘，必然會產生雜念。**

「是不是快到5分鐘了？」、「冥想結束後我要……」、「肚子餓了」等等，如果放任這些無關緊要的雜念不管，那麼不知不覺間你就會想起那些你原有的煩惱，然後不知不覺就變得憂心忡忡。這時候冥想反而變成了壓力。

冥想時，會與潛意識產生連結，有時也會浮現出一些好點子。像是突然想到正在創作中的故事靈感，或是原本陷入瓶頸的研究，突然有某種解決之道靈光乍現等等。這時候必須決定自己要繼續正念冥想還是中斷冥想，將浮現的靈感寫下來。如果時常一邊冥想，一邊繼續思考突然浮現出的靈感，就無法達成正念冥想的練習。

也有一種雜念是會去思考冥想這件事。像是突然靈光一閃，心想「這種方法是

冥想時會突然出現各種雜念

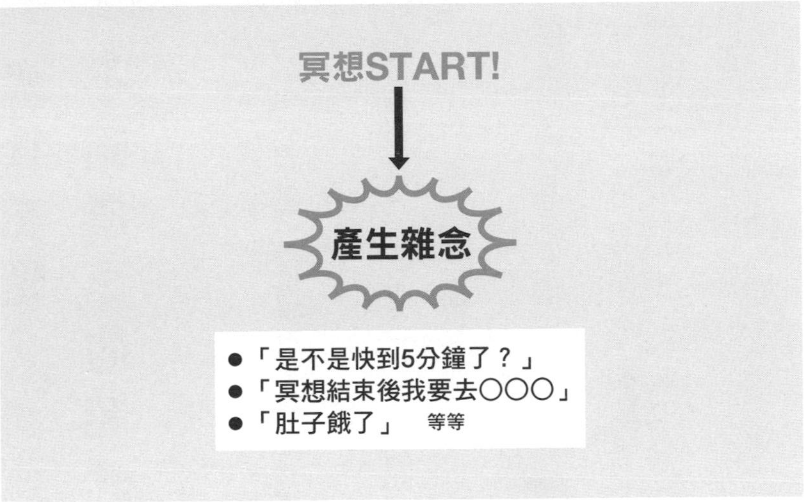
冥想START!
產生雜念
●「是不是快到5分鐘了？」
●「冥想結束後我要去○○○」
●「肚子餓了」　等等

不是比較不會產生雜念，我要來試試看」等等，假如你去思考冥想本身，那也會在不知不覺間進入自動駕駛模式，如此一來只是無謂地浪費時間。

不只是雜念，一個新的念頭也會妨礙正念冥想。**請摒除雜念，繼續冥想。**

延後處理不斷湧出的雜念

「腦中一直出現各種雜念，無法專注在冥想上，該怎麼辦才好？」

這是推廣冥想的人常常會被問到的問題。

人類隨時都在思考。雖然可以藉由冥想暫時停止思考，進入正念狀態，但是很快又會開始思考。思考就是雜念，所以會出現雜念也是天經地義。

如果有人可以在冥想時完全不出現雜念的話，那他要不是經過長期冥想修行累積了許多經驗，就是覺察力薄弱、沒有察覺到那些是雜念。

在冥想時覺察到雜念是很好的事。自然而然出現的雜念可以轉為正念。覺察到自己身處於「此時此刻」、停止去思考，這麼一來就可以練習摒除名為雜念的思考。

這個技巧，是一種被稱作「延後處理」的方法。鍛鍊延後處理的能力也是冥想的目的之一。

比方說，你在冥想時突然想到一件明天發表簡報時必須做的事。這時候出現3種選擇。

選擇1……果斷結束冥想，去工作

選擇2……還是堅持繼續冥想，但是腦中一直浮現之後要做的工作與流程等等

選擇3……延後處理

這種時候，很難要你停止思考工作上的事。但是延後處理就是要讓自己「等一下再思考」，並傾全力去感受冥想的對象。

冥想的對象指的是腳底的感覺、通過鼻腔的空氣、腹部的隆起等，冥想時

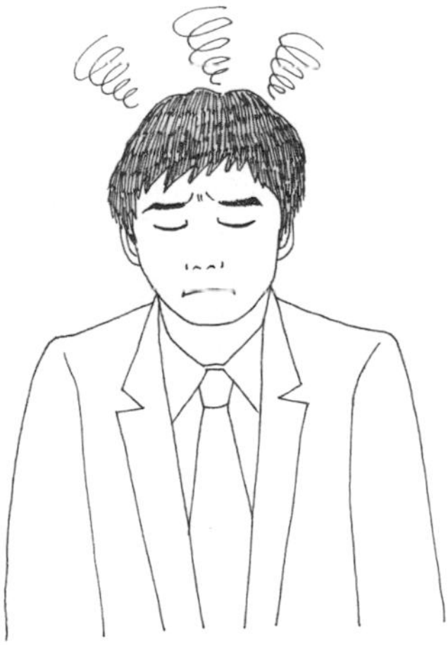

將雜念延後處理，就可以再度回到冥想之中

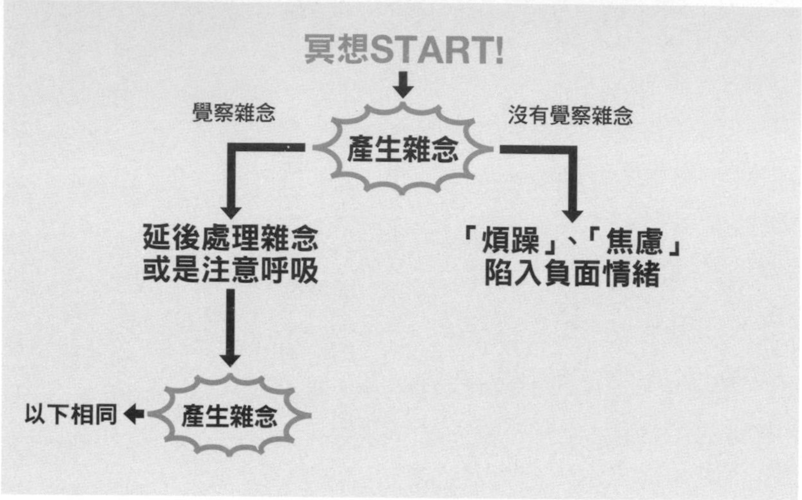

你所關注的地方。總而言之，祕訣就是將注意力集中在感覺上。

「可是我怕我冥想完就會忘記了」，這種不安的感覺也是必須延後處理的對象。

另外，**如果延後處理就會忘記的話，表示那件事也不是什麼大不了的事。**

藉由延後處理，可以放下那些不重要的瑣事。也可以說，延後處理能讓自己放下執著。

據說那些你覺得「不安與擔心的事」，其實有9成都是杞人憂天。倘若是這樣的話，那將大部分的不安都忘記，也不會怎麼樣。透過冥想延後

處理並捨棄那些煩惱，是一個找回心靈平靜的好方法。

那麼剩下的1成就是實際上會發生的事，非得處理不可。這些問題你就算逃避也不會獲得解決，那麼在自動駕駛模式下焦慮煩惱自然也於事無補。

此時要以正念冥想客觀看待問題。如此一來，就能以冷靜的觀點看出問題所在，並且得到解決問題所需的智慧。

連續10秒的正念可以摒除雜念、獲得覺醒

基本架構與10秒正念冥想一樣。也就是決定好要感受的對象，感受「此時此刻」。在此以腹部的律動來舉例說明。

順序1 **開始的宣言**

宣示「現在開始我要做正念的練習」。藉由宣示可以增強專注力與覺察力。

順序2 **感受**

感受隨著呼吸律動的腹部起伏，在心裡想著「腹部隆起」、「腹部下沉」。當你很專注時，會暫時沒有雜念。但是當你不斷進行感受，最後注意力會中斷，覺察也會變得不明確，各種雜念便會浮現出來。

覺察到雜念時，請取名為「雜念」，先中斷思考，將它「延後處理」。接著，將注意力回到腹部，再次感受腹部的律動。「延後處理」就是之後再想，總之先中斷目前的思考。

膨脹　⇕　下沉

當你的注意力中斷，覺察變得不明確時，雜念又會再次出現。覺察到雜念的時候，請取名為「雜念」並延後處理，將注意力再次轉回到腹部，感受它的律動。之後就是一樣重複相同的步驟。

順序3　結束的宣言

結束的時候切記一定要做結束的宣示，「冥想結束」或是「從今以後我要以正念狀態生活」都可以。

5分鐘的正念冥想是覺察雜念的練習。可以準備好時鐘計算時間，就算超過時間也一樣有效。

在長時間的冥想之後如果沒有做結束的宣言，那很容易就會分不清日常生活與冥想的界線，所以結束的宣言才會如此重要。**請確實做好結束的宣言，區分清楚冥想的範圍。**

有些人在放鬆之後血壓會下降，脈搏也會變慢。所以在做完結束的宣言後，請活動一下手腳，讓身體的狀態回到日常生活的模式。

不用摒除所有的雜念也沒關係

我也很常被問到，「就算成功摒除雜念，在不知不覺中又會再度思考同一件事，同一個雜念不斷出現，完全無法集中在冥想上，該怎麼辦？」。

冥想是指，藉由集中注意力在冥想對象（比方說腹部的律動）上，來停止思考。在冥想中覺察到再次出現的思考（雜念）時，摒除思考的方式就是延後處理。延後處理雜念就能再度返回冥想狀態。

我們再回到一開始的提問。當提問者覺察到雜念的瞬間，就開啟了正念狀態。冥想的目的之一就是要覺察思考，所以其實他可以說是做得很好了。

有時候延後處理，卻又再度出現同一個雜念。這種沒辦法延後處理的情況，到底是發生了什麼事呢？

當你覺察到自己的負面思考，便將負面思考延後處理。雖然你將注意力從冥想對象轉移到雜念上，不過後來又將雜念延後處理回到冥想對象上，換句話說，其實你擁有自由自在地決定自己的心要專注在什麼事情上的能力。**所以如果那個對象不斷出現的話，就表示它其實不應該延後處理。**

追根究柢，為什麼人會負面思考，那是因為負面思考是必要的存在。

我很怕高。特別是在沒有扶手的地方我就會腳軟。我曾經為了練習正念而站在懸崖峭壁上。那時候的我以正念狀態往下看，但是我的恐懼感也沒有歸零。事實上，如果我掉下去的話，真的會有生命危險，所以恐懼感歸零反而會很危險。

沒有扶手的懸崖其實很危險。就算對此感到不安或害怕也很正常。而且那就是真實的我，因此不需要去矯正或是否定真正的自己。相對的，如果是有扶手且安全的地方，那這種情況幾乎都可以用正念去克服恐懼感。

這不是只適用於危險的狀況。**任何你想延後處理卻揮之不去的擔憂、不安、煩躁與憤怒，其實都必須去認真面對與處理。**這種時候最好進入正念狀態，客觀看待自己的不安與煩躁。

「我現在感到很不安！」

「我被憤怒沖昏頭了！」

像這樣在心中默想並客觀看待的話，就能站在冷靜的觀點看出現在最需要的解決辦法與對策。

午休時的5分鐘投資換你一個優質的下午

雖說像google或intel等許多歐美企業都導入正念冥想，但是在日本似乎還沒有被接納。如果在忙碌的工作中突然停下手邊的工作，進行5分鐘的冥想，同事可能會覺得你在偷懶，你也會感到不好意思。

這樣的話，試著在午休時間花5分鐘冥想如何呢？這樣身心都能重新充電，下午的工作也會更有效率。**只要5分鐘的投資，便可獲得難以計量的好處。**

在工作時可以進行10秒正念冥想，午休時則是做5分鐘正念冥想。依不同情況分別運用兩種練習，可以提神醒腦、增進工作表現。

曾經有人問我，「冥想時會想睡覺該怎麼辦？」。

想睡覺也分成兩種，一種是睡眠不足、頭腦需要休息，另一種則是懶散地發呆，所以想睡覺。

假如是睡眠不足而想睡的話，睡覺是最好的解決方法。在中午小睡20分鐘最有效果。最近也有一些企業提倡「Power Nap」，積極鼓勵員工午睡。但也不是每一個人都有那麼好的環境。

冥想也有助於讓頭腦休息、保養腦部，對輕微的疲倦十分有效果。可以嘗試10秒正念冥想與5分鐘正念冥想。

倘若是心靈的倦怠，那可以稍微幫手腳拉拉筋，給頭腦一些刺激後再開始冥想比較好。這種情況可以將骨盆擺正後拉伸背筋，會更有醒腦效果。

首先要宣示「我要開始正念冥想」。可以試著在心裡想著「想睡覺」或是「我感受到睡意」等。這樣可以增強感受現實的能力及覺察力，並減緩睡意。感受結束後，不要忘記宣示「我要繼續以正念狀態生活」。

但是，**在想睡覺時冥想，其實在另一層意義上也很危險。**那就是在想睡覺的時候冥想，冥想完就會睡著。原因在於重複這個行為，就會讓你覺得「冥想＝睡覺」，產生負面的連結。

正念指的是即時且客觀地覺察「此時此刻」的現實。目標是達到明鏡般澄澈的覺醒。所以睡著的話等於是走回頭路，在正念冥想的過程中產生睡意且就這樣睡著的話，對自己並沒有好的影響。不過假如是為了讓自己在睡前可以安定心靈而冥想的話，因為目的性不同，所以這種狀況是可以接受的。

不需要拘泥於冥想的場所

說到冥想或是禪坐的話，一般來說都會浮現一個安靜、可以專注在冥想上，而且不會產生雜念的環境吧。

剛開始嘗試冥想的時候，選擇能夠專注且不容易浮現雜念的環境比較好。在安靜的環境下，更容易專注在冥想對象（呼吸或鼻腔的感覺等）上，也比較容易覺察不時會出現的雜念。但是我認為，要找到一個清靜的場所其實很困難。

「我找不到那麼理想的環境。而且我也沒有多餘的金錢跟時間去上冥想課程。」

「辦公室裡的電話響不停，回到家後孩子又會在家裡跑來跑去。」

有上述這些狀況的人，就無法練習正念冥想了嗎？

並不是這樣的。**不如說，其實不管在什麼樣的場合、什麼樣的條件下，都可以練習。**實際上，如果你覺得周遭環境很吵雜，於是出現「吵死了」這樣的雜念，並且能夠成功摒棄雜念的話，那就是一個很適合的冥想對象。

比方說，我前幾天在家裡冥想時，有幾個附近的孩子在我家前面玩耍。於是我出現「吵死了」的想法，默默地開始覺得煩躁起來。

這時候我突然回過神來。也就是說，我即時地覺察到「此時此刻」的現實狀態。「我認為孩子們的聲音很吵，所以才會覺得煩躁」，當我可以在心中默想出我的感受時，就能將自己轉移到客觀的立場上。這就是正念。

當我可以客觀看待我煩躁的感受，也就能夠放下，並且讓心恢復平靜。如此一來便能轉念，原本感到吵雜的聲音似乎也變得歡樂。

我突然對那些孩子們浮現出「感恩」的心情，感謝他們讓我覺察到自己的煩躁，這時孩子們已經跑到別處去玩了，只留下我愉悅且感激的心情，以及可以客觀看待這份心情的自己。

可以在最理想的環境進行冥想的人是很幸運的，但是沒有理想環境的人也很幸運。**因為「此時此刻」就是最適合冥想的環境。**

第 3 章

找回平靜的心

實踐！
10秒正念冥想

只要可以持續10秒或是更長時間的正念冥想，你就有更多機會可以進入正念狀態，並且維持正念狀態。

那麼，接下來就是要將正念運用在生活中。

本章節將會介紹，當你遇到「現實生活中必然會遭遇到的威脅（壓力、不安、恐懼、憤怒或嫉妒等）」時，如何透過正念冥想積極地解決問題。另外再加上6種肌動學（kinesiology）的練習。

肌動學（kinesiology）是西方醫學的脊骨神經醫學（Chiropractic，手療技法的一種），再融合東方醫學中「氣」的理論。肌動學的目標是讓身心都能健康，運用有效的技巧調整體內的氣，讓身心回歸健康的狀態。

在東方醫學中，只要知道「雖然沒有生病，但是有異常狀況」就能夠治療。異常狀況可能是來自於身心的壓力，中醫稱作「治未病」。倘若繼續惡化下去成為疾病，就會被診斷為身心症。所以要在那之前調整好氣的流動，讓身心回歸健康狀態。

肌動學融合了東方醫學與西方醫學的技術，因此將它當作正念的練習會十分有效。

覺察到「此時此刻」的現實，有助於進入正念狀態。覺察自己周遭的現實，聆聽身體與心的聲音，進而達到正念的狀態，在此基礎之下再加入肌動學的練習，就能**調整正念與身心狀態，獲得一石二鳥的絕佳效果。**

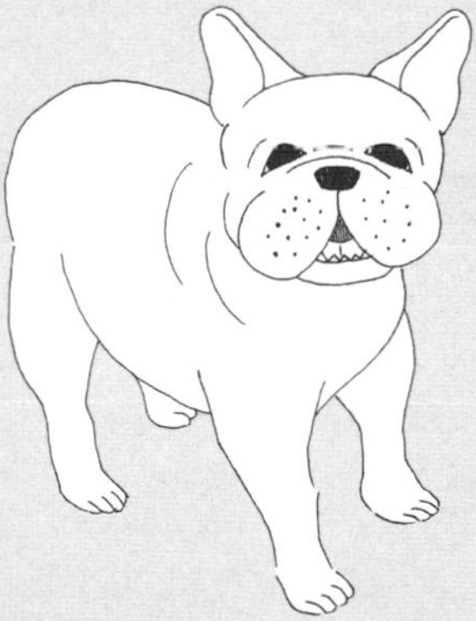

運用正念來控制情緒吧！

喜悅或充實感每個人都喜歡。可以選擇的話，大家都不想經歷悲傷、憤怒、不安等負面情緒。要是可以隨心所欲地控制負面情緒，那該有多好。

想要直接控制情緒非常困難。因此必須控制其他東西才能間接控制情緒。也就是控制「思考」與「言行舉止」。

情緒是思考的結果。比方說，當你對某人打招呼卻沒有得到回應時，要是想著「真是個沒禮貌的傢伙」，就會感到很火大。若是想著「自己可能是被討厭了」，就會陷入悲傷或是不安。不過，如果你想的是「他可能是沒看到吧」，那就不會憤怒，也不會覺得難過或是不安。也就是說，**改變「思考」，就能夠控制情緒。**

控制情緒的另外一個關鍵是「言行舉止」。若說情緒是思考的結果，那麼言行舉止就是思考與情緒的結果。

我想大家都曾經有過這種經驗，當你一直說一些負面的話語，就會更加陷入負面的情緒。而正向的語言與正向的行動則會導向正向的情緒。因此，**使用正向的語言，採取積極的態度或行動，就有可能達到正向的情緒。**

與人打招呼卻沒有得到回應，覺得自己被無視時，假如可以轉念思考「他可能只是沒看到」，那就不會感到憤怒或傷心。

然而，當你陷入負面情緒，就算要你正向思考、若無其事地帶著笑容向對方搭話，應該也很困難吧。這時候你可以做正念冥想。

不過，希望大家不要搞錯，正向思考並不等於正念。**透過正念冥想能讓你客觀看待自己的情緒與思考，這樣不論出現正向或負面的思考，你都能夠往後退一步，以冷靜的觀點看**

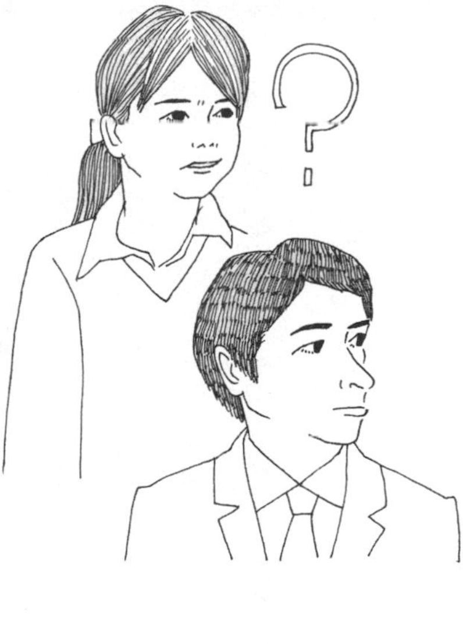

待。如果能夠做到，便能緩和苦痛。這個瞬間，能讓你喘一口氣並放鬆下來，所以結果上來說，可以感受到正面的情緒。

雖然要在情緒低落時擠出笑容很困難，但是透過正念冥想進入中立的情緒時，就能給自己喘息的空間，能放鬆說聲「算了啦」。如此一來，要笑臉迎人應該就沒那麼困難了。只要不是負面的言論，就能與正向的言行產生連結，讓自己變得更加積極樂觀。

將情緒命名，並且實況轉播

因此，需要具體的方法才能客觀看待負面思考與情緒。具體的方法就是「**將情緒命名，並且實況轉播**」。請試著思考，當遇到「向別人打招呼後被無視，覺得很煩躁」的情況，你該怎麼做？

你覺得「自己被無視了，對方真是個沒禮貌的傢伙」，因此才會出現煩躁的情緒。這是「此時此刻」的現實。「此時此刻」感受到的情緒是「煩躁」、「不開心」。所以要將其命名為「憤怒」。接著你可以在心裡想「我被無視了，所以才會覺得憤怒」，或是「因為被無視，所以那時候感到憤怒」。

控制情緒是指？

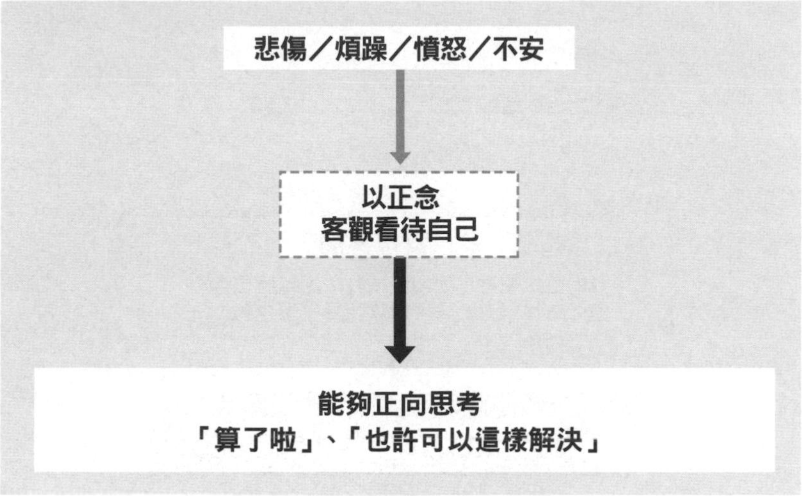
悲傷／煩躁／憤怒／不安
以正念
客觀看待自己
能夠正向思考
「算了啦」、「也許可以這樣解決」

當你將情緒命名，並且實況轉播之後，你就能往後退一步，站在旁觀者的角度看待現實。實況就是退一步，將視線轉移到自己身上。如此一來，就能夠接近正念的狀態。這個過程10秒就能完成。不要去否定自己出現的情緒，而是最真實地，將那時感受到的情緒命名，並且在心裡說出來。

可以說，你在實況轉播的當下，就是處於正念的狀態。往後退一步以局外人的視角看待，你就可以掌握最真實的現實，並且讓自己喘口氣、放鬆下來。

當你喘口氣、放鬆下來的時候，

將情緒命名

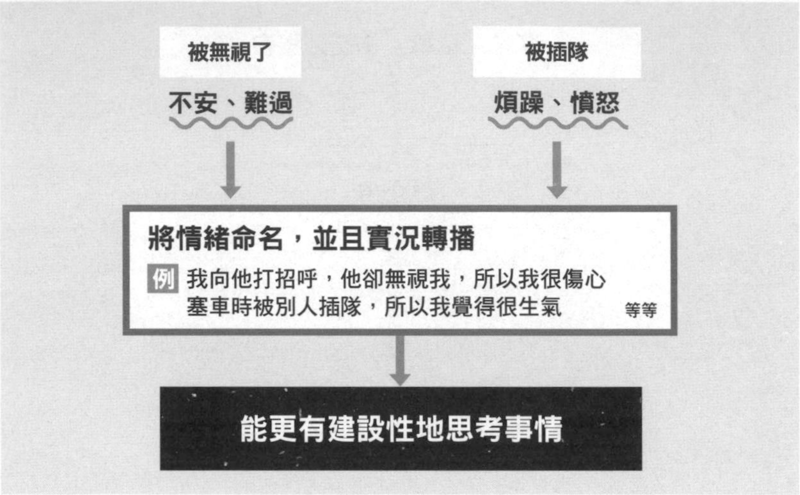

剛才還很煩躁的情緒就在不知不覺間消失了，你會突然覺察到自己已經能夠輕鬆看待這件事，告訴自己「算了啦，他可能在趕時間吧」。

「傾聽」是心理諮商師都會具備的基本技能。

心理諮商師會貼近他的個案，試著去理解個案的想法與感受，這就是「傾聽」。

此時，正在傾聽的心理諮商師會回應個案「原來是這樣啊」，或是「你覺得被無視了，所以很生氣吧」，藉由像這樣做出反映個案現實的同理回應，個案便會覺得「有人理解自己」，並且感到安心，進而對諮商師敞開心房。不知不覺中，煩躁的情緒也平復了。

正念其實也是傾聽自己的心聲。而且在你實況轉播「我打招呼卻被無視，所以感到很煩躁」的時候，其實也是在傾聽自己的心聲，能夠和諮商師的同理回應發揮一樣的效果。

也就是說，當你處於正念狀態時，也在聆聽自己內在的心聲。當你傾聽自己的心情時，你會喜歡上那個願意肯定及傾聽心聲的自己，自然而然就會強化自我肯定的能量。

接下來，我會介紹面對「倦怠感」、「緊張感」、「不安」、「嫉妒」、「恐懼」等，平常容易陷入的負面情緒時，要如何運用正念並發揮效果。

完全沒有動力的時候

有時候明明有許多非做不可的事，卻怎麼樣都提不起勁去做。關於為什麼會提不起勁，有著許多原因。比方說，如果是別人強塞給你的工作，當然會提不起勁去做。這種時候對自己說「這件事很重要，所以靠意志力去完成吧」，像這樣賦予這件事意義也是方法之一。假如是自己決定要做的事，那就比較容易提升動力。

雖然這麼說，但多數情況下，提不起勁的原因我認為並沒有那麼單純。比方說，**有時候是因為恐懼而不想做。**就算你想著自己必須提筆寫演講的講稿，但是由於你討厭演講本身，因為害怕失敗所以導致自己遲遲無法下筆。

若是這種情況，可以在心裡想「我害怕演講」。不擅長演講的自己、害怕失敗而丟人現眼的自己，**當你可以認同自己真實的樣貌時，你就能客觀看待恐懼，恐懼感也會降低。**

在你進入正念狀態，誠實面對自己的心情時，有時候可能會察覺到要做的事情與自己的思想、信念、原則、自身價值等背道而馳，所以不應該去做，這種時候乾脆放棄不要做也是一種選擇。

細細品嚐水的滋味

不知道為什麼提不起勁，覺得身體很沉重的時候，首先請聽一下自己身體的聲音。你也許會發現自己口渴了。在東方醫學的理論中，氣、血、水不淤積，循環順暢對身心健康很重要。比方說，血液阻塞的話，可能引起中風或心肌梗塞；水淤積的話，可能引起浮腫、心臟衰竭或腎臟病。**身體如果處於脫水狀態，氣的流動就會不順暢，導致身體沉重、提不起勁，或是沒有動力等。**

實踐

▼喝水前先宣示「我要喝水」。

喝一口水並含在口中。不要一口就吞下去，可以在口中翻動，慢慢地仔細品嚐水的滋味。當身體被水浸透後，氣的流動會變得順暢，能夠提神醒腦，更容易進入正念狀態。

喝完水後，請宣示「我之後也會以正念狀態生活」。

還有一點，補充水分時，請不要喝含糖、含咖啡因或是酒精的飲料，這樣反而會導致脫水，產生反效果。單純喝水是最好的。

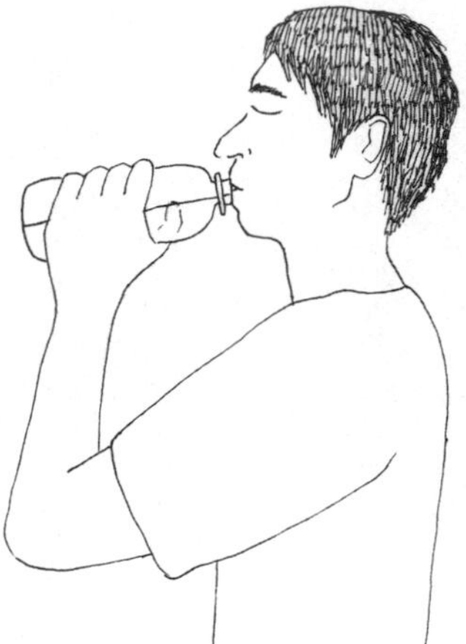

絕對不想失敗的時候

不論練習多少次，真正上場時心就會遠離「此時此刻」，深怕自己會失敗而感到不安，又或是沉浸在後悔之中，心想「如果再準備得更充分一點就好了」。如此一來就會影響表現，進而導致失敗。

在重要時刻更需要10秒正念冥想法。**想要將自己辛苦準備的內容在重要時刻發揮最好的表現，那就必須將心與「此時此刻」做連結。**你應該會實際感受到，只要進行10秒鐘的正念冥想，就可以發揮最佳表現。

在至關重要的簡報演講，或是交涉協商的場合中，往往會因為緊張導致肩膀僵硬。雖然適度的緊張是必要的，但是過度緊張卻會導致失敗。**這種時候就算不斷對自己說「不要緊張」也無濟於事**，反而會在潛意識中加深自己「很緊張」的印象，變得更加緊張。**想讓自己放鬆時，先解除身體的緊張比較有效。**

佛教中有一個詞叫做「身心一如」。也就是說身心是一體的，無法分開討論。心的緊張會導致身體緊張。相反的，身體的緊張也會引起心的緊張。心與身體是相互的關係。

與其直接緩和心的緊張，試圖解除身體的緊張反而比較容易，只要將身體放鬆就好。但是，你必須覺察身體哪個部位在過度出力。

有一個觀察身體的正念練習叫做「身體掃描」，它是透過傾聽身體的聲音，找出身體在出力的部分。身體掃描的練習方式是從頭頂到腳尖，逐一確認身體的每一個部位，檢查是否有某個地方在過度出力。

只不過，身體掃描原本應該是要躺下來進行，才能完整檢查身體每一個部位，所以在辦公室工作的話就沒有辦法實行。在此，我會介紹身體掃描的簡略型做法。這個做法是「**先找出自己緊張時容易過度出力的2～3個部位，在重要時刻先從這幾個部位開始掃描**」。

我在這邊先舉出4個容易過度出力的部位。事先找出自己肌肉過度用力的部位，在進行身體掃描時會更有效果。

眉間　自己是不是正在皺眉呢？

▼上下移動眉毛可以放鬆。

下巴　是不是在無意識中「咬緊牙關」呢？

▼試著稍微分開上下齒列。

肩膀　是不是聳著肩，有點駝背呢？

▼將肩膀放鬆，肩胛骨靠近，挺起胸。要是沒辦法順利放鬆，可以先試著出力再放鬆，會比較容易。

頸部　頸部是不是很僵硬呢？

▼長時間用手機或是電腦，頭部姿勢長期保持往下的狀態，頸部就容易僵硬。將視線離開螢幕，往前抬頭15度左右，再低頭往下，左右擺動頭部。要小心，如

果突然快速抬頭，脖子會痛。

雙手碰雙膝

人腦是交叉控制身體的，也就是左腦控制右手與右腳，而右腦則控制左手與左腳。

嬰兒出生後開始學習爬行時，就是以右手配左腳，左手配右腳的方式交互使用手腳。

因為這樣可以同時使用到左腦與右腦，促進腦部發展。等到學會走路後，也是以同時使用右手與左腳，或是左手與右腳的方式行走。

當頭腦疲倦時，可以回到人類最初始的狀態，再次複習從「爬行」到「走路」這個階段的動作。

實踐

為了進入正念狀態，傾聽自己身體的聲音。

接著，如果覺得口渴就喝水。

找一個安全的地方站著，宣示「我要交叉踏步」。將右腳抬起，以右膝碰左手。接著抬起左腳碰右手。腳有節奏地1秒踏1下，10秒就可以做5組動作。有時間的話，也可以連續做1分鐘左右。

假如是腳不方便的人，或是站著會搖搖晃晃的人，也可以坐在椅子上練習。坐在椅子上抬起膝蓋碰對向的手，效果也十分顯著。

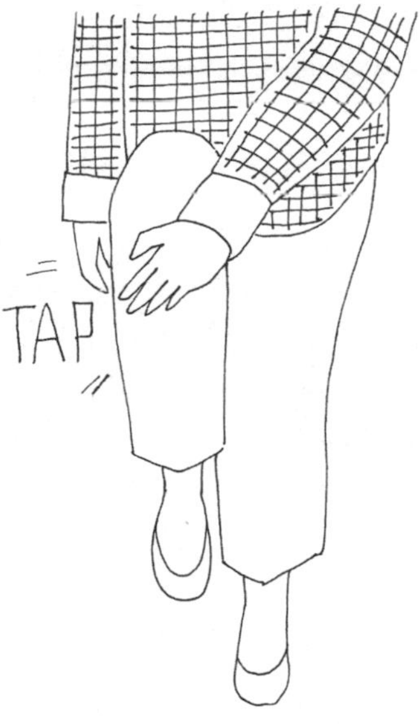

被憤怒或悲傷沖昏頭的時候

失去重要事物時，出現的情緒是悲傷。這種情況下，你的想法應該是「我失去了重要的東西，已經再也無法挽回了」。

如果你想著「好像快要失去了，該怎麼辦？」，就會出現焦慮與不安的情緒。假如已經失去的話，則會想要怪罪他人，覺得「都是你的錯，你要怎麼賠我！」，那麼就會感到「憤怒」。

與煩躁的時候一樣，倘若你否定自己真實的想法與情緒，那麼失去的東西越是重要，就越沒辦法正向思考。

1 我失去了重要的東西（現實）

2 我想著我再也無法挽回（思考）

3 傷心、消沉（情緒）

這些全都是赤裸裸的現實。

要是否定現實、不願意去接受現實，那就無法繼續前進。所謂的接受現實，指的是去面對自己「失去重要的東西而感到傷心」這件事。**當你可以在心裡想著自己「失去重要的東西而感到傷心」時，就能夠往後退一步客觀地看待自己，這樣會稍微冷靜一點。**

雙手與雙眼∞運動

當情緒低落時，思考很容易在同一個地方打轉。**覺得悲傷或一成不變、需要新的觀點時，**請試著活動雙手與雙眼，轉換一下心情。

口渴的話就喝水。

實踐▼ 宣示自己接下來要做橫向八字練習。

面向前方，右手放在面前，在空中慢慢畫一個大的橫向八字（∞）。這時候，頭保持面向正前方，只有視線跟著手的方向移動。橫向八字的寫法有兩種，分別是兩個圓在中央交錯時往上畫與往下畫，**進行這個練習時，請一定要採用往上畫的方式。**

右手做3次，左手做3次，最後雙手合掌做3次，這樣為一組。結束後，宣示「我要保持正念狀態」以表示練習結束。這個練習如果做過頭會造成眼睛疲勞，所以做1組就好。

在外面或是在捷運上不方便動手的時候，只有視線移動也能達到不錯的效果。

另外，這個練習雖然不是肌動學的練習，我還是想介紹給大家。

當事態嚴重時，表情就會變得僵硬。表情僵硬的話，則會將事情的嚴重性傳達給潛意識，於是視野就會越來越狹隘，往更不好的方向發展。

這種時候，若是可以回到正念狀態，就能讓自己稍作喘息，放鬆下來。如此一來視野自然會變得開闊，自己也會覺得「船到橋頭自然直」，或是「我之前為何要拘泥在這種小細節上」，自然而然就能展露笑臉。

所以，**當你一回到正念狀態的那一瞬間，就笑一個吧。**這樣潛意識會接收到「情況並不嚴重」的訊息，這樣的話，就會有多餘的心力去處理事情。當你突然覺察，或是突然想到的時候，都可以盡量微笑，以增加正念的狀態，並且讓自己捕捉住那個瞬間露出的笑容，不但心情會變好，也能改善人際關係。

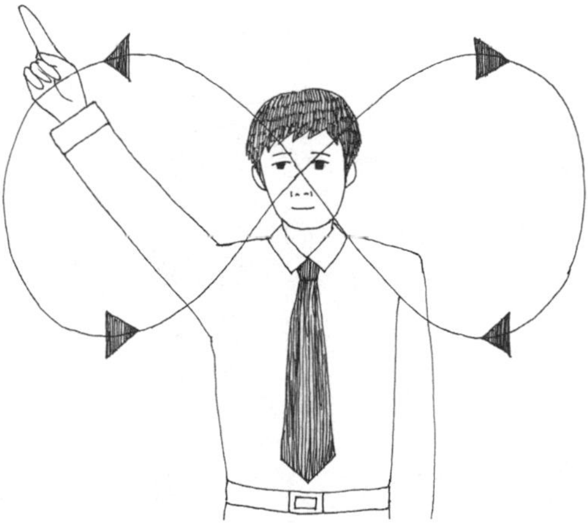

當腦中無法擺脫不安的想法時

處於負面思考狀態的時候，人會難以克服不安與恐懼。**雖然理智上知道不必擔心，但是不論告訴自己多少次「一點也不可怕」，緊要關頭還是會害怕退縮。**

有些人在眾人面前演講就會怕得想要逃走，有些人在嗓門大的人面前會無法說出自己的意見。每個人都有自己的弱點，那是因為大家潛意識中害怕的對象都不一樣。潛意識是內心最深處平常不會注意到的部分，如果理智上知道不用害怕，卻還是嚇得想逃跑，那就是潛意識的問題。

雖然知道是潛意識的問題，但也不能就這樣放著不管。**必須去面對自己的恐懼與不安。**因為假如你逃離了眼前的恐懼，等於自我暗示潛意識「這真的很恐怖」。也就是說，你越想逃離恐懼，你就會越害怕，陷入惡性循環之中。

「幽靈的真面目是枯尾花。」

日本流傳的故事中，有這樣一句話。尾花是指芒草的花穗。意思是，你以為看到了幽靈很害怕，仔細看才發現不過是枯萎的芒草花。因恐懼而刻意不去直視的東西，大多都是自己不理解的東西。相反的，也是因為不了解，所以才會感到恐懼。正因如此，你才應該正視你的恐懼，去理解恐懼的真面目。就像是枯萎的芒草花一樣，**了解真面目後就會發現，它其實一點也不可怕。**

雖然這樣說，但是很多人因為恐懼而不敢去看，所以要先緩和自己的恐懼感。這就需要正念上場。

此時將情緒命名，並且實況轉播的方法會很有用。

當你在心裡想著「好恐怖」、「我在害怕」時，就能客觀看待自己的恐懼，稍微減緩恐懼的感覺。如果能夠去面對你懼怕的事物，就能理解恐懼的真面目。理解恐懼的真實面貌以後，也許就不會覺得那麼害怕了，或者也有可能自然而然出現解決的辦法。恐懼有可能來自於高處或是狹小的空間，也有可能是在眾人面前演講。

在實際挑戰前，有一個祕訣。

那些平常自己可能辦不到的事情，在你進入正念狀態時，「這種程度我應該可以」的接受範圍就會稍微加大。

請你找出一個像是「我想做的話應該也是做得到」、「我沒有做過但我應該能辦到」這種程度的挑戰，並且實際嘗試看看。假如真的做不到，就降低難度再試一次。找出「未能達成但可以挑戰看看」的事物並不斷嘗試，如此一來可能就能慢慢消除你的不安。

假設有一個很害怕演講的人好了。只要一想到演講，心跳就會加快並全身顫抖。只要想到要站在別人面前，就會緊張到頭腦一片空白。當他把這種狀況命名為「緊張」時，便覺察到自己「因為在很多人面前講話會緊張到說不出話來，所以才會那麼害怕」。當他理解恐懼的真面目以後，就能試著去挑戰自己以前做不到的事。

- **試著想像自己演講的樣子**
- **擬好講稿，試著一個人演講**
- **說給熟悉的親友聽**

在2～3人面前發表

像這樣，試著在自己可以做得到的範圍內挑戰看看吧！

伸展阿基里斯腱

人類和動物在面對恐懼時的反應都一樣。都是選擇「戰鬥」、「逃跑」、「全身僵硬」三者其中之一。對動物或昆蟲來說，僵硬假死或許是一個有效的策略。但是人類在演講時假如全身僵硬、停止呼吸，下一次只會更加恐懼而已。

因此，恐懼時更應該果敢挑戰。這時候可以做伸展阿基里斯腱的練習。它對一些容易感到恐懼或不安的情況特別有效，像是做不擅長的工作，或是跟自己不會應付的人見面等時候。我現在在眾人面前說話之前，也會做這個練習。

因害怕而退縮時，阿基里斯腱會收縮。另一方面，當你想要進行跳戰，身體往前傾時，阿基里斯腱則會伸展。所以，**當你準備挑戰恐懼時，就該伸展阿基里斯腱。**

口渴的話就喝水。

實踐▼

宣示「我要伸展阿基里斯腱」，並將意識固定在左腳或右腳的阿基里斯腱上。

保持正念並且慢慢伸展阿基里斯腱。充分伸展以後另一邊也試試看吧！身體呈現備戰狀態，恐懼感也會消除一半。這時候請再度進入正念狀態，正視自己原本害怕的事物。

如此一來，你會發現「也沒那麼可怕，我應該可以做到」。以正念的狀態觀察與理解恐懼的真面目，就不會再感到害怕。

最後宣示自己會維持正念，試著再挑戰恐懼一次。

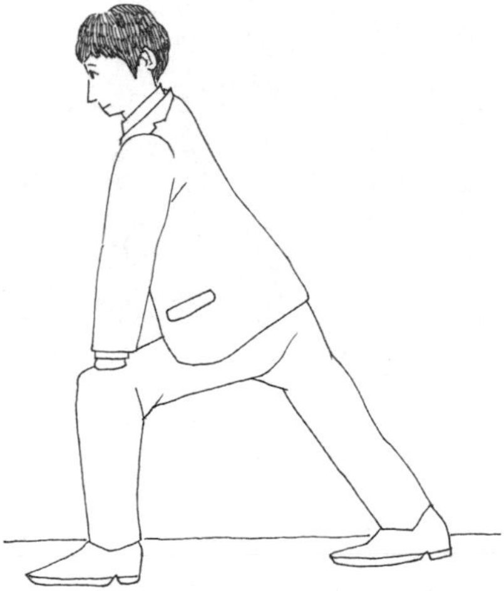

當出現罪惡感或嫉妒的心情時

只有自己得到某種恩惠時，人們會感到很開心。只有自己逃離災難時，人們則會鬆一口氣。不過，如果是自我肯定感低落的人，或是潛意識中覺得「我不應該幸災樂禍」、「應該保持謙虛」、「應該禮讓他人」等，抱持著這些信念的人，他們反而會感到心虛或內疚。

倘若有加害他人當然另當別論，不過假如在沒必要時感受到罪惡感，就會成為一大問題。對自己得來不易的喜悅潑冷水。每當出現罪惡感時，就在潛意識上加強「不應該只有我過得那麼好」的想法，於是又更加深罪惡感。要是可以拋下這份罪惡感，一定會輕鬆得多。**你可以在進行10秒正念冥想時，將它命名為「罪惡感」，並且在心裡想著「我現在正陷入罪惡感當中」，這樣就能慢慢將罪惡感放下。**在這種情況下，10秒正念冥想可以提供很好的幫助。

進入正念狀態，能夠客觀看待一切時，就能掌握自己的想法模式。不要錯過這個機會，在心裡想著「我每次都會像這樣陷入罪惡感」，那麼這道課題就快要可以畢業了。

當嫉妒心出現時，就要進行正念冥想

別人擁有自己沒有的美好事物，或是看到別人的特權時，大家多少都有過「好羨慕啊！」這種嫉妒的心情吧。當看到別人輕輕鬆鬆就能擁有自己拚命努力也得不到的東西時，心中難免會產生一些波瀾。

嫉妒百害而無一利。當你說「好羨慕那個人」的時候，潛意識中就會暗示自己「這種機會是不屬於我的」。就算你想要對抗潛意識地說「那不算什麼，我努力也辦得到」，潛意識也會妨礙你，讓你的努力難以開花結果。

那麼，現在就要回到正念，即時且客觀地覺察「此時此刻」的現實。而「此時此刻」的現實就是「我在嫉妒別人」。

認同並理解最真實的自己，可以客觀地看待事情，那就是正念。**當你將自己的情緒命名為「嫉妒」，並且在心裡想著「我現在正在嫉妒別人」，就能退一步以**

旁觀者的觀點看待事情。這樣就能多少緩和嫉妒的痛苦。在這之後宣示「那不算什麼，我努力也可以辦得到」，我覺得也很好。

「總有一天我也可以得到」也許有一天你會發現自己能夠這麼想了，心胸變得開闊，也能發自內心地祝福對方。

心情煩悶時可以按壓鎖骨

頭或頸部的淋巴液要流回心臟時，會經過鎖骨下靜脈。**假如這裡的淋巴不順，氣的流動也會不順暢。這麼一來，頭腦就會變得遲鈍，無法正確掌握自己週遭的世界。**倘若過度在意他人的想法，無法隨心所欲地過生活，人生想必也會很無趣吧。這種情況可以試試看鎖骨按壓。

實踐

▼傾聽身體的聲音。口渴的話先喝水。

接著將右手放在鎖骨下方。拇指放在右邊鎖骨下方，其他4指放在左邊鎖骨下方。如果是用左手，則是將拇指放在左邊鎖骨下方。沒有使用的那一隻手請輕放在腹部上。

宣示「我要按壓鎖骨」，開始按壓10秒鐘。**按壓的目的是要促進淋巴流動，所以力道可以大一點。**此時，請將注意力放在按壓上。按壓幾次後，假如心情變得比較舒暢，可以宣示「我要以正念狀態生活」，並結束按壓。

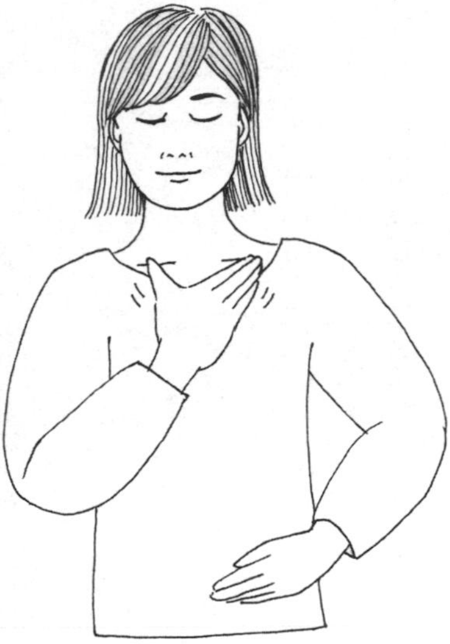

因危機感而焦慮的時候

我在撰寫這本書的時候，正巧發生震度5強的地震。眼前的電視不斷搖動，就連現在也好像快要倒下來的樣子，2～3秒後手機傳來地震警報。**人在感覺到生命遭受威脅時，就會陷入恐慌。**

發生地震時人會失去冷靜，我進入1～2秒的自動駕駛模式，整個人僵硬在那裡。但是很快就回過神來，也就是恢復正念狀態。我集中在「此時此刻」上。這個瞬間，在心裡想著「我被恐懼沖昏頭了」，讓自己保持在正念狀態。接著我深呼吸一口氣，到地震停止的這段時間內，我把快倒下來的電視扶正，順便打開電視的開關，確認電視有沒有播放地震的資訊，腦中一邊確認瓦斯爐的火有沒有關。

地震發生時，我全身僵硬1～2秒的期間，呼吸也同時停止了。人為了承受恐懼與緊張，會讓身體僵硬並停止呼吸。**在你覺察到的時候立刻恢復呼吸，是脫離恐**

慌狀態的方法之一。這種時候，先從吐氣開始呼吸就能調整自律神經，也能提升心平氣和的效果。

另外一個例子是當你緊張的時候不斷告訴自己「不要緊張」，卻還是無法鎮定下來的時候。這種時刻10秒正念冥想就能提供幫助。

當你在心裡想著「我正處於恐慌狀態」，就能讓自己喘一口氣、客觀看待真實的自己，這麼做也就能夠認同自己。

此時，如果要藉由深呼吸讓躁動的呼吸緩和下來，請先從吐一口長氣開始。假如先從吸氣開始，交感神經會佔優勢，反而會變得更加緊張。在你慢慢吐出一口長氣之後，接著就會自然而然地吸氣，同時平撫情緒。

手掌貼在額頭上可以抒發壓力

常有人說，壓力會導致胃部出狀況。在東方醫學中，也有壓力引發經絡紊亂，導致胃的狀況變差的說法。在肌動學裡，有一個可以幫助調整胃部經絡的好方法。

額頭上的前額隆起（眉毛上方稍微凸出的部分）是調整胃經的區域。**輕輕碰觸前額隆起的部分可以促進皮膚血液循環，並且調整胃經。如此一來，壓力也能獲得舒緩。**

請聆聽身體的聲音，進入正念狀態。倘若身體正因壓力而哭泣，就是這個練習出場的時機。

實踐

▼ 傾聽身體的聲音，口渴的話請在觸碰額頭之前先喝水。

開始前先宣示「我要開始觸碰額頭」。

將手掌貼在前額上時，有一點必須注意。這個行為的目的是要促進皮膚的血液循環，進而改善氣的流動，因此要留意**觸碰時不可用力壓迫**。貼在額頭上的手可以稍微上下滑動的力道是最好的。如果額頭的皮膚會被手的動作拉扯，就表示太用力了。

注意力可以放在手掌上，也可以放在額頭上。**「我現在正在碰觸額頭」，重要的是保持這份覺察。**絕對不可以忘記自己是以正念的狀態碰觸額頭。

當你碰觸額頭時，會突然有個瞬間感到煩惱與痛苦減輕了，這時就可以宣示「我今後也要以正念狀態生活」，然後結束練習。

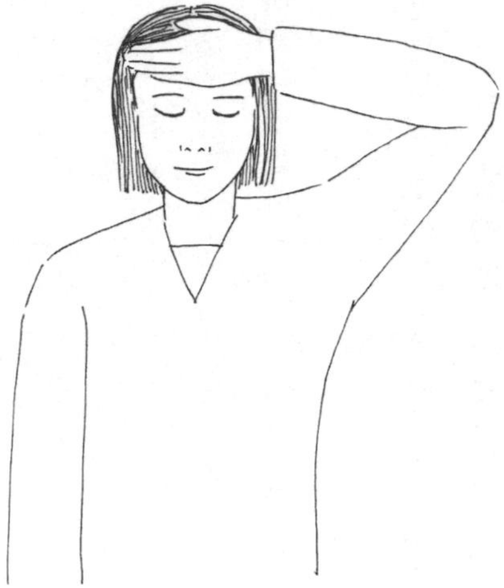

第 4 章

在這種時刻可以派上用場

正念的應用

在閱讀第4章之前

我在前面已經說明過正念狀態對負面思考與負面情緒的優秀效果，其實正念還可以應用在非常多的情況中。

- **想要養成良好的習慣**
- **不勉強自己也能持續瘦身**
- **希望高爾夫球等興趣可以達到好成績**
- **希望人際關係可以更順利**

不論是在職場或一般人際互動上、瘦身或是運動時，你都可以瞬間進入正念狀態，正念狀態會在各種場合發揮效果。每個人都懷有許多煩惱與不安，如果可以減輕煩惱，讓生活更貼近自己期望的樣子，那該有多好。

本章節將會介紹應用正念的方法。

請認真看待活著的每一個瞬間。正念就是為此才會蘊含強大的能量。請從人與人之間的相處及日常生活中的煩惱，找出可以應用正念的地方吧！

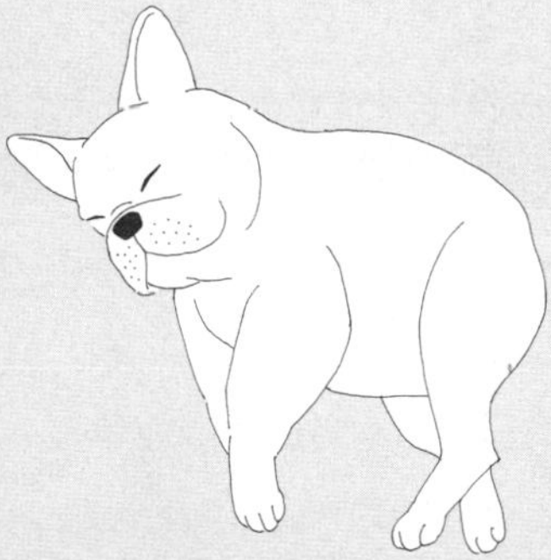

感覺不到效果時的3個理解

先前我已經分享了如何在日常生活中導入正念，但是如果想要加深對正念的理解，並且應用在各種情況的話，你可以將以下3個理解先記在腦中。

接下來我要介紹的3個行為及概念，會在關鍵的場合實踐正念冥想時扮演很重要的角色。

1 有意識地去做

我認為**正念的祕訣之一，就是「有意識地去做」**。帶有意識地去做就表示是以自己的意志去做這個行為。

舉例來說，在一個悶熱的夏天傍晚，你穿著浴衣散步，不知道什麼時候手被蚊子叮了一下。剛開始完全沒有感覺，但是慢慢地好像似有若無有些癢癢的感覺，你也沒意識到自己正在抓癢，抓著抓著才突然察覺到自己被蚊子叮咬的事實。突然察覺到就表示在此之前並沒有察覺。之前只是毫無自覺地對身體發出的信號產生反應，但是現在覺察到身體的癢。

不過察覺到並不一定就是正念。唯有能夠客觀看待現實，才能說是正念狀態。要是沒有客觀看待，就會想著「真是煩人的蚊子」，然後繼續抓癢。

在你被蚊子叮了之後，突然覺察到癢的感覺，你進入正念狀態並客觀看待。接著，你會知道一直抓癢只會越抓越癢，所以你可以有意識地選擇不去抓癢。你也可以去擦防蚊蟲叮咬的藥。

這時，擦藥這個行為就是有意識的行為。而在你停止抓癢，有意識地去擦藥的時候，你已經站在正念的大門前了。

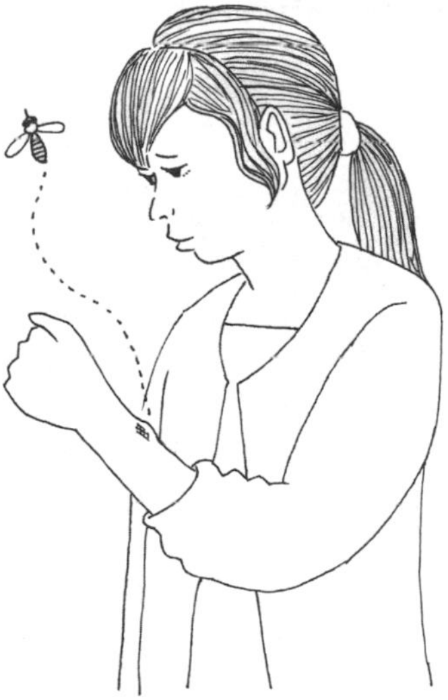

不過，只是有意識的行為並不等

什麼是「有意識的行為」？

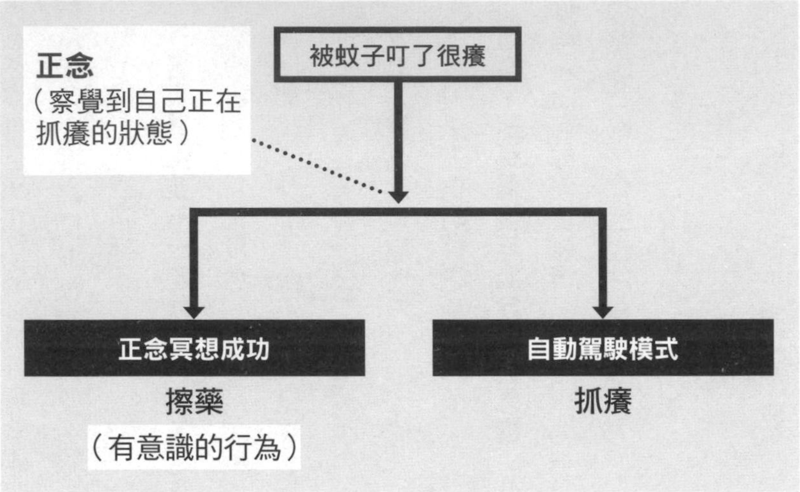

同於正念。正念是即時且客觀地覺察「此時此刻」的現實。也就是說，在覺察的那一刻就是正念狀態，在達到正念之後就能有意識地行動。

當你覺得癢並決定去處理，就是一種有意識的行為，在那個瞬間從自動駕駛模式轉換成正念狀態的可能性很高。**藉由覺察到癢，且有意識地去擦藥這個行為，就有可能達到正念。**同理，不管是在什麼樣的情況下做什麼樣的行為，**只要你有意識地去做某件事，那就能成為正念的練習。**

就算你原本不打算做正念的練習，但是你帶有意識的行為就有強化

「宣示」是指什麼？

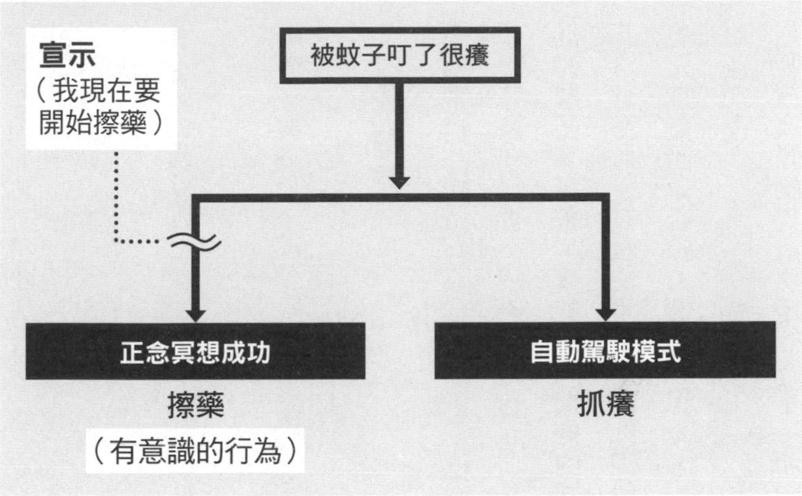

正念的效果。相反的，如果你沒有自覺、毫無意識地以自動駕駛模式做瑜伽或是冥想，那也不會有正念練習的效果。

2 宣示

「宣示」與剛才的「有意識地去做」也有關聯性。**在你擦藥時先宣示「我現在要開始擦藥」，就表示你是以自己的意志覺察到癢，並且連擦藥這個行為都是有意識地進行。**也是因為這樣，練習正念前我都會建議要先做「宣示」。

　覺察到自己無意識地在抓癢，宣示自己「要擦藥了」，再開始擦藥，這樣就能提升你的正念能力。

1 宣示

2 有意識地行動

接著，再宣示「從今以後也要以正念狀態生活」，帶有意識地結束練習。

3 自我啟發

不論是負面的事還是正向的事，潛意識的法則都會將焦點放在你宣示的內容上，並將它導向現實。好不容易進入正念狀態宣示，那當然是正向的宣言比較好。

在正念的狀態下宣誓，就能導向更好的現實。

正念就是感受真實的現實。當你處於正念的狀態時，不論是負面還是正面，不論是肯定或是否定都沒有關係。但是，好不容易可以現實化了，當然是肯定的內容比較好對吧？

自我啟發是指自我肯定的宣示。藉由描繪出理想的自己，並且宣示自己已經達成理想的模樣，以實現自己的夢想、目標或理想，是一個充滿能量的方式。比方說，不管現實如何，當你宣示「我很幸福」時，就等於對潛意識施加一次「我很幸福」的暗示。於是幸福的自己就會邁向現實。

當然，並不是那麼簡單就可以直接邁向現實。如果你萌生出懷疑的想法，覺得「雖然這麼說，但其實我很不幸……」這樣自我啟發的效果就會抵消。

請以正念的狀態，也就是客觀的視角看待自己懷疑的心。**放下懷疑的想法，才能採取積極正面又有建設性的行動。**

開始寫正念日記吧！

最近，在部落格或是推特上就可以輕鬆抒發自己的想法。在這之中，也有不少人像是寫日記一樣，寫下自己辛苦的經歷或是負面的想法。

透過每天撰寫日記或是推特，是否能療癒自己的心呢？

情緒是思考的結果。當你回想起過去不開心的記憶時，當時不開心的情緒也會一併出現。所以當你寫日記時，就會再度想起不開心的事，又再一次體驗那時不開心的心情。

雖然有些人是寫完就能夠放下，但是討厭的體驗只需經歷一次，每一次回想起來都會再度陷入討厭的情緒中。這並不是正念的狀態，**你在欠缺客觀性的狀態下回想起不好的回憶時，又會再度沉浸在負面情緒中，等於是再揭瘡疤。**

另一方面，團體諮商與自助團體在與他人分享過去的經歷時，為什麼卻能得到療癒的效果呢？那是因為有心理諮商師，或是自助團體中的其他成員在傾聽的緣故。藉由傾聽可以客觀看待自己的經歷，就能從痛苦的回憶中解放。

正念也是自己傾聽自己的心聲。以正念的狀態回想起自身的經歷並且客觀看待，就不會被負面情緒所吞沒。

也就是說，**如果是在正念的狀態下，寫下自己過去不好的經歷與當時的情緒，那就會有很好的效果。**

另外還有一個效果。**那就是藉由書寫，你會慢慢了解自己在什麼樣的情況下會陷入負面情緒，就能了解自己的行為模式。**

這麼一來，當下次再度遇到類似的情境，自己又快陷入負面情緒的時候，你就能覺察到「這是每次都一樣的模式嘛！」，並且緩和下來。也就是能夠更容易進入正念狀態。

我很建議大家可以在正念的狀態下寫日記或是部落格。

但是，假如你在書寫的過程中反而變得情緒低落，那有可能是你的正念狀態已經解除，並且進入自動駕駛模式了。這時候請先中斷（延後處理），然後再度喚回你的正念。

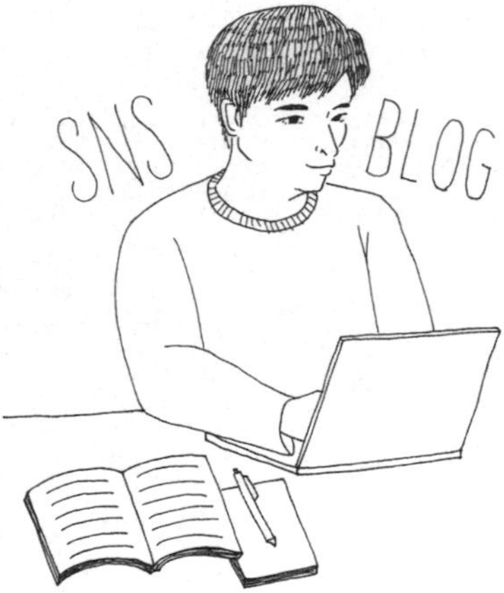

當閱讀與看電影成為毒藥時

「正念是指專注力嗎？」

這是我常常被問到的問題。以結論來說，**專注與正念完全不同。就算專注也不代表就是正念。**

正念是指即時且客觀地覺察到「此時此刻」的現實。比方說，你很專注地在看一本書，但是如果沒有覺察「自己現在正在看書」的事實，那就不是正念。我想大家都曾經有過閱讀有趣的書時看到忘我，不知不覺天色已經暗了的經驗。

當你沉浸在有趣的故事中，應該不會去覺察到「此時此刻」吧。這種情況下「此時此刻」的覺察應該是「自己現在正在看書」這件事。就算看到忘我，時不時也會突然回神覺察「自己現在正在看書」吧。那個瞬間就是正念。

正念與專注

	正念	無我 ＝自動駕駛模式
專注時	**覺察到「此時此刻」的現實** 例 覺察到正在讀書的自己	**很專注，讀到忘我** 例 在看書、用功、看電視時看到忘記時間
分心時	**覺察到自己沒有專注力** 例 看書時覺察到自己都沒有進度	**發呆，心不在焉** 例 悶悶不樂很煩惱

相對的，**就算是完全無法集中注意力的時候，假如覺察到「自己缺乏注意力」的話，進入正念狀態的可能性就很高。**

那麼，專注與正念哪一個比較好呢？這就根據情況而定了。

舉例來說，**背誦、計算、閱讀與唸書等，都是專注於單一事項的作業。**在這些情況下如果處於正念狀態、覺察「此時此刻」的話，效率可能會降低。因為作業時越專注越可能有好結果。

另外，與作業不同，**有些時候做到忘我會更有效果。**比方說，在看電視或電影、聽音樂的時候，不刻意去覺察「此時此刻」，藉由影像與聲音不斷描繪出自己的想像，並且沉浸其中，效果會更好。

只不過這種情況也需要多加留意。忘我表示自己很專注，但是卻不是正念的狀態。這種狀態會受到影像與聲音等刺激的影響。看悲傷的電影時會陷入悲傷的情緒，看到暴力的影像自己也會帶有攻擊性，重複觀看災害的影像則會被恐懼感淹沒。也有許多人看到電視不斷播放東日本大震災的災害影像後感到不適。

專注與正念是不同的概念。在唸書與記誦時專注比較好。**除了享受電影等娛樂的時候以外，還是保持正念狀態生活比較理想。**

不健康是自動駕駛模式的錯

除了特殊的疾病（荷爾蒙相關的疾病等）以外，肥胖的原因通常都是因為攝取的熱量超過消耗的熱量所導致。也就是說，吃太多就是造成肥胖的原因。那麼，為什麼會吃過量呢？有4個與正念相關的原因。

1 吃太快

肥胖的人吃飯速度大都很快。幾乎沒什麼咀嚼。如果是軟的食物嚼2～3下就吞下去了。也有很多人在吃麵食的時候，沒有咬就直接吸進胃裡。

從開始進食到血糖上升大約需要15分鐘左右，血糖值要到達高峰則會經過更長的時間，大約30～60分鐘不等。**但是，吃飯速度快的人15分鐘內就吃完了。**於是，在血糖值上升、有飽足感之前，胃裡已經塞進過多的食物了。

血糖值激烈上升的話，胰臟也會快速分泌胰島素，於是血糖值又再次下降，就會有空服感。如此一來，身體就會被大幅波動的血糖值搞亂，結果又再度進食。胰島素過度分泌會造成糖尿病、高血壓、動脈硬化與內臟脂肪堆積等不良影響。

2 吃零食

要是肚子稍微有點餓就去吃零食，就會養成在肚子真的餓之前就吃東西的習慣。

吃甜食腦內會釋放多巴胺，並促進食慾。這樣的話，原本你只打算吃少量的點心，卻完全停不下來。多巴胺的分泌會產生快感，因此會越來越難戒掉吃零食的習慣。

3 吃飯不專心

你是不是會在吃飯時，一邊看電視、看報紙或是滑手機呢？假如沒有專注在「此時此刻」，而是轉為自動駕駛模式進食，那就無法傾聽身體的聲音。你也不會覺察到自己已經很飽了。**一邊吃飯一邊做其他的事很容易吃太多**，無法吃到八分飽就好。

4 壓力導致暴飲暴食

壓力也是肥胖的原因之一。吃飯時會分泌多巴胺，所以吃飯會產生快感，也能暫時舒緩壓力。**不過，因為吃飯可以緩和壓力，所以很容易養成壓力大時就暴飲暴食的習慣。**

吃太快、吃零食、吃飯不專心、壓力導致暴飲暴食等，每一個項目都是無意識地進食。也就是說，正念在這裡就會成為關鍵。吃過量的原因，也跟在自動駕駛模式時吃飯有關。

正念是專注在「此時此刻」。這樣就能用心傾聽身體與心的聲音。以正念狀態吃飯的意思是「吃飯時專注在吃飯這件事情上，一邊傾聽身體的聲音一邊吃飯」，這是希望大家都能實踐的吃飯方式。雖然是一邊傾聽身體的聲音一邊吃飯，但是和第3項的「吃飯不專心」完全不同。

「一邊傾聽身體的聲音，一邊享受食物的滋味，慢慢用心去品嚐（＝以正念狀態吃飯）」，這樣做自然而然就能達到吃八分飽的目標，也就能達到理想的體重。

此外，這也有助於消除壓力，因為細嚼慢嚥有促進血清素分泌的效果。這種飲食方式可以稱之為正念瘦身。

接下來，終於要開始解說正念瘦身的具體方法了。

瘦身也是正念

1 聽一聽身體的聲音

你真的很餓了嗎？還是只有一點點而已呢？有一點餓的時候決定要不要去吃東西，就是決勝負的關鍵。如果輸給誘惑吃了一次，會養成吃零食的習慣，不知不覺中就會無意識地伸手拿零食來吃。

當你突然回過神來，發現手裡拿著零食的時候，就是一個絕佳的機會。突然回過神來的瞬間就是正念狀態。

進入正念狀態傾聽身體的聲音吧！你真的肚子餓了嗎？還是稍微有點餓而已呢？會不會其實只是嘴饞而已？請在正念的狀態下傾聽一下自己心裡的聲音。

接下來，我要講述我的正念體驗，請大家也試著體驗看看。

那時我做了演講要用的PPT簡報。把資料印出來後還要寫新書的原稿，我把明天要發送的電子雜誌完成，在大家提問的FAQ頁面上又增添了新的內容，代辦事項上又劃掉了一個項目。從早上開始就做了很多工作，度過了充實的一天。

但是，有時候也會有從早上開始就完全提不起勁的時候。打開Word也遲遲沒有靈感。明明該做的事情堆積如山，心裡頭很焦急，卻一直沒有著手開始工作。**這時候我感到很焦躁。焦躁的感覺遲遲無法消失。**

寫作也沒有進度，寫了一行就去泡咖啡，寫了一頁就去翻冰箱找零食吃。明明就是在寫有關瘦身的文章，自己卻反而變胖了，真是笑不出來。

這時候，請試著傾聽身體的聲音。我發現其實我一點也不餓。我不應該吃零食而是要寫原稿。明明就不餓為什麼還是會想吃東西呢？

這種情況是你因為專注於工作而進入了自動駕駛模式。但是不巧的是，工作也不順利，所以慢慢地被負面思考吞沒，覺得「什麼都做不好的自己真沒用」。你為了填補內心的空洞而努力著，然而事與願違，所以又再度感到焦躁。**因為工作做不好而產生焦慮，就將矛頭指向食慾。**

但是現在，我覺察到我在「否定『工作做不好的自己』」。現在該做的是10秒正念冥想。我將這份情緒命名為「罪惡感」，並在心裡想著「我感到有罪惡感」。

當我釐清狀況之後，負面情緒也失去能量。把罪惡感攤在陽光下，它就像是積雪一樣慢慢融化了。

確認自己的心恢復平穩，就能夠讓自己喘口氣了。因此我又能再度回到寫作上。這次是處於正念的狀態，剛才異常的食慾也消失了。我工作不再是為了填補內心的空洞，**我的焦躁與焦躁產生的食慾，都昇華成我想做的工作了。**

2 傾聽心的聲音

明明沒有很餓卻想吃東西，這種時候就以正念狀態傾聽自己的心聲。「此時此刻」我有什麼樣的情緒呢？是焦慮、悲傷、寂寞、煩躁、空虛，還是嫉妒……。

當你想吃東西的時候，可以用正念傾聽心的聲音，假如沒有感受到焦慮或悲傷等負面情緒的話，那就吃吧。然而，若你感覺到壓力，很有可能是想藉由吃來填補內心的空洞。就算可以得到一時的慰藉，卻不是根本的解決之道。**當你在自動駕駛模式下陷入負面情緒，就想藉由吃來療癒內心的空虛，但這樣只會讓負面情緒的源**

頭越破越大洞。

相對的，如果是保持正念的狀態去體會自己真實的情緒，那就會獲得真正的療癒，邁向解決之路。

有些人明明是以正念的狀態看待自己真實的情緒，卻反而覺得越來越痛苦。那是因為他們雖然想要以正念狀態觀察，卻在不知不覺中轉換成自動駕駛模式。請試著再一次觀察自己真實的情緒，而且不要去否定它。

「我現在感覺自己很憤怒（或是悲傷、不安、後悔……）。」

像這樣將自己的情緒命名並且實況轉播出來，就能夠強化正念。

3 吃的時候仔細品嚐

吃東西的方式也是討論瘦身時不可或缺的部分。就如同我先前所說，吃飯速度快是瘦身的大敵。因為在你血糖值上升之前、還沒接受到吃飽的訊號前，你就已經吃下過多的東西了。

那麼，是不是慢食對瘦身比較有幫助呢？的確是這樣沒錯。

大家常說「要細嚼慢嚥」。也有一種說法是，吃一口要嚼30下，我照做後發現真的很花時間。以結果來說的確能夠慢食，只不過吃東西會變得沒有樂趣。

比方說，假設你決定好吃一口要嚼30下，那就會把注意力放在計算次數上，無法細細品嚐料理的美味了。要是你吃飯時一邊看著電視節目，一邊計算著咀嚼的次數，這當然是自動駕駛模式而不是正念狀態。

正念吃飯指的是細細品嚐食材的滋味。把注意力集中在口中美食的滋味上，才有練習正念的效果，而且慢食還能提升瘦身的效果，可以說是一石二鳥。我在本書第2章有詳述吃飯時鍛鍊正念的方法，請務必參考看看。

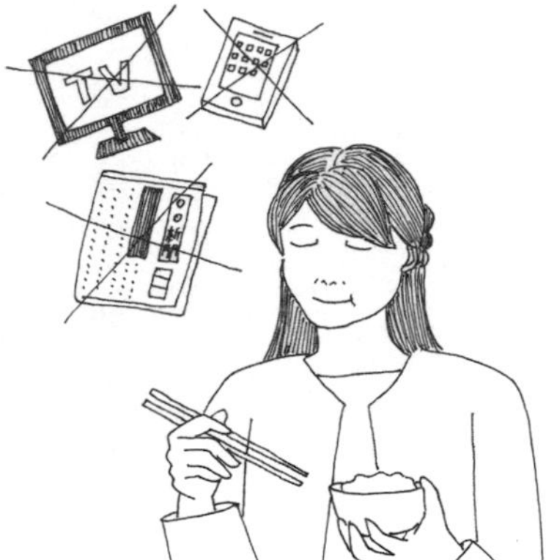

高爾夫球也是運用「此時此刻」贏得勝利

運動時，阻礙勝利的最大原因並不是對手，而是自己的心。

以高爾夫球來舉例。距離勝利一步之遙的推桿，順利的話就能獲得優勝。但是，如果你很擔心自己沒有將球打進眼前的球洞中，帶著不安的心情推桿，沒進洞的可能性就會提升。

眼前的小球洞就是自己的目標。當你瞄準球洞想要推桿時，突然想到「球會不會偏離路徑呢？」，像這樣感到擔心也是很正常的。所以假如你感到擔心，擔心就是真實的自己，否定自己也沒有好處。

你心想「絕對要在這裡一決勝負」，越是用力就越可能出力過度，讓原本要前往草皮上球洞的路線偏移到其他路徑上。也有可能力道過度直接飛過球洞，掉落在對面的沙坑上。

這種情況可以在心裡想「我被不安吞沒了」，或是「你很擔心吧」像這樣傾聽自己的聲音也很好。以正念傾聽自己內心的聲音，當你可以藉由傾聽，客觀看出自己的不安時，你就能以退一步的視角看待，並感覺到自己冷靜下來。在這之後，要是你可以想像球一直線進洞的話，失敗的可能性也會降低。

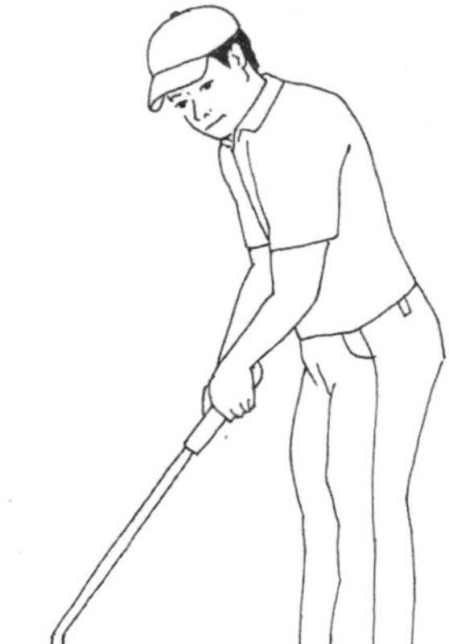

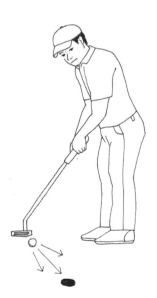

橄欖球的前日本代表選手大畑大介先生，最近很常在電台上主持廣播節目。有一次有聽眾在提問中表示「擒抱很可怕」。當時大畑先生是這麼回答的：

「擒抱的確很可怕。但是如果你因為懼怕而退縮，就會受傷。所以放膽去做吧！將恐懼化為力量。」

帶著恐懼行動會受傷。因緊張而過度用力則會降低運動表現。但是要做到像大畑先生一樣將恐懼轉化為力量並不容易。那麼應該怎麼做才好呢？就算一味的告訴自己「沒什麼好怕的」，應該也起不了作用。

這種時候也必須發揮正念的力量。「我正在害怕」像這樣實況轉播真實的自己，就能從退一步的觀點看待自己，恐懼感也會減輕。我不清楚大畑先生知不知道正念的概念，但是當恐懼轉化為力量的時候，那個瞬間是不是就達到正念狀態了呢？

武道也沒有例外。在弓道中，有一個詞叫做「早氣」，它是指在還沒拉滿弓之前就放箭的意思。當你想著絕對要射中的同時，也會出現不安與焦慮的情緒。如此一來，就無法在適當的時機放箭，就會「早氣」。

這種時候想要進入無心狀態很困難。反而你越是叫自己不要去想，越容易陷入負面情緒中。

那麼正念的話該怎麼做呢？就是即時且客觀地覺察「此時此刻」，「自己被想要射中靶心的慾望吞噬，所以感到不安」，這就是這種情況下的正念。**當你往後退一步俯瞰自己時，就能放下不安、恐懼與焦慮等負面情緒，發揮最佳表現。**

這並不只限於高爾夫或橄欖球等運動，或是弓道等武道上。在工作上或是各式各樣的活動中，都能夠發揮正念的威力。

與人會面時
緊急使用的正念

- 被塞了很多工作
- 明明努力拒絕了還是被強迫接受
- 意見被忽略
- 被罵

過去那些不好的回憶又浮現出來了。

這種時候，就算想要積極正面地思考也很困難。為什麼會一直走不出過去那些不好的回憶呢？那是因為自己處在自動駕駛模式的緣故。所以最好還是先進入正念狀態。

當你知道現在要去見那個人，就可以預先準備，讓自己保持在正念狀態。

冥想時，如果出現一些關於你接下來要會面的那個人的不好回憶時，可以將你當下的情緒命名為「憎恨」或「厭惡」，然後在心裡想「我還走不出回憶中那不舒服的感覺」、「我覺得他是個討厭的傢伙」。這麼一來，就可以俯瞰自己。可以想像自己的視角越來越遠，圖像越來越小，要是可以變成黑白畫面，就更有助於客觀看待自己。越是客觀看待，你會感到越輕鬆。

然後，你就能夠出現與過去截然不同的觀點。當你可以用正念的狀態客觀看待時，就能從過去的柵欄中解放，站在更自由的視角看事情。

原本的你都只會想到「反正這次一定也是被洗臉」、「一定會被批評」、「他一定會強迫我接受他的意見」、「拒絕不了」，但如果能夠或多或少從過去的情緒中解放，也許會發現自己可以換個方式思考「或許今天可以保持良好關係」、「不管那麼多了，就放手一試吧！」，也**變得稍微積極正面一點了。**

確認自己在什麼樣的狀態中

就算你已經充分準備，但是見到討厭的人的瞬間，可能會突然回想起過去那些不好的回憶，並且回到自動駕駛模式中。因為你原本的思考行為模式已經刻印在潛意識當中，所以我們要想一些預防的方法。

正念是即時且客觀地覺察「此時此刻」的現實狀態。即時且客觀地覺察「此時此刻」的現實，就能進入正念狀態。**所以在你被那些過去的不好回憶淹沒之前，請先即時且客觀地覺察「此時此刻」的現實狀態。**方法有以下幾種。

- **確認自己站著的時候重心在腳底的哪一個部位**
- **確認自己的肩膀有沒有放鬆**
- **確認自己有沒有保持呼吸**

這些就是我在第2章中介紹的練習方式。請記住這些緊張時可以做的正念練習。要注意緊張的時候很容易會忘記呼吸。

同樣的要領。站在討厭的人面前時，太過緊張會使腦袋一片空白，這時候你可以做什麼呢？

- **確認那個人領帶的顏色**
- **確認那個人鞋子的顏色**
- **確認那個人頭髮的分線在哪裡**

一次做太多反而會感到混亂，所以**請一個一個依序決定關於自己和關於那個人的確認事項。**

「我的肩膀有放鬆」、「那個人的領帶是藍色的」，如果可以像這樣確認彼此的狀態，那就代表能夠進入正念狀態。

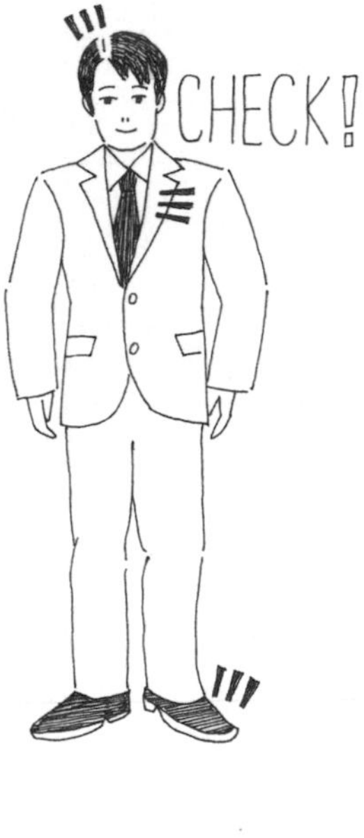

這時，請在心中宣示「我要以正念的狀態說話」，再開始對話。雖然聽起來很複雜，但是習慣之後只要花1～2秒就能完成。維持那1～2秒的正念狀態進行對話，場面也不會變得混亂。

有的時候會回想起過去的模式，原本塵封的記憶也一併想起。這種時候可以取名為「不開心的感覺」，在心裡想「又回到相同的模式了」、「我覺察到無法拒絕的自己」等，就能回到正念狀態。如果在自動駕駛模式下會面，而且一直到結束才發現，**又陷入自我厭惡時，傾聽自己的心聲「我變得討厭自己」，就能阻止負面思考進入惡性循環中。**

當自己維持在正念狀態時，也有助於穩定對方的情緒，有可能重新構築與先前不一樣的關係。你不會被過去的記憶所擺布，或許會產生你與那個人之間新的人際關係。

以正念成為自己談心的對象

在某種意義上，獨自一人進行10秒正念冥想或是更長時間的冥想相對容易，因為不會有其他人干擾。

即使出現雜念而使正念中斷，也能以自己的意志將雜念延後處理並繼續冥想，能再度回到正念狀態中。

但是，與他人對話時則時常暴露在壓力之下。

被對方的話語、行動或是一些舉動刺激到時，立刻就被捲入情緒的漩渦當中。

假如對方是自己不擅長應付的人，更容易喪失正念，陷入自動駕駛模式中。

要是可以隨時隨地維持正念狀態、保持冷靜，那該有多好。甚至可以說，因人際關係而引發的煩惱幾乎都可以解決。

極端地說，正念的基礎練習是為了讓你在與人相處時維持正念的狀態，消除痛苦與煩惱、實現願望，並且幸福地生活。

有煩惱時，最幸福的莫過於有願意傾聽你煩惱的人。傾聽你重要的人的煩惱，可以強化他的自我認同感，使他活得更幸福。

那麼，誰來傾聽你的煩惱呢？你身邊一直都有可以強化你自我認同感的人嗎？如果你的伴侶、父母、兄弟姊妹、親友，或是心理諮商師願意傾聽你的話，那是很幸福的一件事。

但是，若是身邊沒有可以傾聽的人，那該怎麼辦呢？有一個比起伴侶、父母、兄弟姊妹、親友或是心理諮商師，還要更瞭解你的人。那個人會更貼近你，傾聽你的煩惱。那個人就是你自己。

你可以用正念狀態傾聽自己心裡的聲音，將情緒命名並且實況轉播。有時候可以把自己當作一個好友，用同理的方式與自己對話。

「很辛苦吧？」、「你很難過吧？」、「你是不是覺得很煩躁呢？」，像這樣將情緒命名並且實況轉播出來，就能退後一步客觀看待自己。如此一來就能夠喘口氣，放下負面情緒，可以更自由地思考。

你的心在被傾聽、獲得理解後，你就會喜歡上那個願意傾聽煩惱的自己。受過傷的自我肯定感也會因此復原，並打開通往幸福的大門。

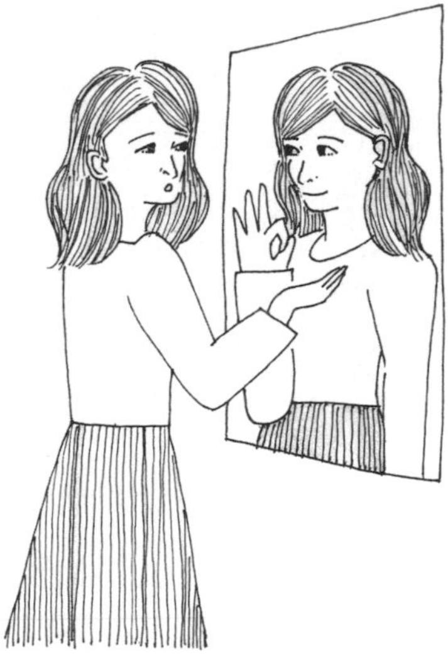

祈禱可以強化正念

你是不是曾經覺得每次都被別人拜託不合理的請求，有時候還會被批評、被貶低？你是不是曾經想過要報復「那個人」？你是不是每次都想像自己反駁他，清清楚楚拒絕他的樣子？

就像我一直強調的，這就是在自動駕駛模式下，被負面思考牽著走的狀態。假如是在正念的情況下，則能保持中立狀態，那麼就有可能正面思考。現在正是反擊的時機。

雖然說是反擊，其實是**「祈禱自己與那個人的幸福」**。我可以聽到你說「我幹嘛要祈禱那個人的幸福？」。

「自己輸了對方贏了（Lose-Win）」的關係，與「自己贏了對方輸了（Win-Lose）」的關係，在這個對立的結構中無法孕育豐富的人際關係。最理想的應該是「自己與對方都能滿足（Win-Win）」的關係。但是，當你被負面情緒絆住時，就沒有餘力去想這個。就算勉強讓自己說出口，潛意識也會強烈反彈。所以在進入正念狀態時，是最佳的時機。

「希望我可以得到幸福。」

「希望那個人也可以得到幸福。」

首先，先祈求自己的幸福。接著再祈求你討厭的人也可以幸福。祈求自己與討厭的人兩邊都可以得到幸福。

就算如此，還是有可能會出現憎恨與不滿，想著「我幹嘛要祈禱那個人的幸福？」。這時候就要回到原點，將「憎恨」與「不滿」的情緒命名，在心裡想「我恨那個人」，或是「我還沒有原諒他」，像這樣傾聽自己心底的聲音，就能回到正念狀態，心情也會穩定下來。

當你發現自己沒辦法原諒對方而感到自我厭惡時，也是一樣。**自我厭惡會造成十分有破壞性的影響。**這種情況也要將當下的情緒命名為「自我厭惡」，在心裡想著「我沒有原諒我自己」。「你沒有原諒自己對吧？」像這樣傾聽自己的聲音也很有效果。

另外，為自己與對方祈禱，是稱作「慈悲的冥想」的一種很有能量的方式。以下是全文，可以參考看看。

願我可以得到幸福
願我的煩惱與苦難都能消失
願我的心願都能實現
願頓悟的光可以照亮我

※願我可以得到幸福（3次）

願我親近的人都能得到幸福
願我親近的人煩惱與苦難都能消失
願我親近的人心願都能實現
願頓悟的光可以照亮我親近的人

※願我親近的人都能得到幸福（3次）

願世上的生命都可以得到幸福
願世上的生命煩惱與苦難都能消失
願世上的生命心願都能實現
願頓悟的光可以照亮所有世上的生命

※願世上的生命都可以得到幸福（3次）

願我討厭的人都可以得到幸福
願我討厭的人煩惱與苦難都能消失
願我討厭的人心願都能實現
願頓悟的光可以照亮我討厭的人

願討厭我的人都可以得到幸福
願討厭我的人煩惱與苦難都能消失
願討厭我的人心願都能實現
願頓悟的光可以照亮討厭我的人

※願世上的生命都可以得到幸福（3次）

慈悲的冥想會先祈求自己的幸福。在進行長時間冥想之前，如果能以正念狀態用心念誦慈悲的冥想會很有效果。沒時間的時候可以唸誦短版的慈悲的冥想。

「願我可以得到幸福，
願世上的生命都可以得到幸福。」

接下來，假設現在要與討厭的人見面，此時你可以唸誦以下版本。

「願我可以得到幸福，
願那個人也可以得到幸福。」

嚴格來說，**慈悲的冥想並不算正念的練習。**但是能有效引導自己的心進入正念狀態。有許多情況可以與這個練習一起併用。

進入正念狀態時，更容易以慈悲的心對待他人。因為正念可以讓你放下憎恨。

相反的，倘若能夠保有慈悲的心，那麼就更容易進入正念狀態。

不要放棄挑戰

有些人常常不知道該如何著手收拾東西。我想，不擅長收納的人看著雜亂的房間或是廚房時，他們的想法應該是「要收拾這些也太困難了吧」、「好麻煩」。首先，我們要先客觀看待。

一開始可以先在心裡想「收拾房間好困難」，然後傾聽自己的聲音「我覺得自己做不到所以已經放棄了」。像這樣以正念狀態客觀看待自己、往後退一步，便可看到自己的不安、倦怠感與執著心等情緒，這樣就能與負面情緒保持距離而冷靜下來，也許就會想「一次全部收拾完很困難，我先做我做得到的部分好了」。

現在開始要下一點不同於正念的工夫。雖然沒辦法收拾整個房間，但是可以先從桌子開始，或是眼前的一角就好，縮小整理的範圍。訣竅是**先選一個「我想做的**

話就做得到，但是現在還沒做的事」開始執行。舉例來說，將眼前的一個垃圾扔進垃圾桶裡也可以。

雖然只丟了一個垃圾，但是身體實際動起來開始行動，這個事實會產生很大的影響力。0一直都是0，但是0到1之間卻有很大的差距。

當你實際動起來把垃圾丟掉時，潛意識就會暗示自己「我是做得到的事就會去做的人」。在這個時間點可以再去找找看還有沒有「我還沒有做，但是我可以做得到」的事。一旦找到就立即去做，像是把筆放回筆筒中等等。

也許跟整間雜亂的房間相比，只是微不足道的變化。但是當你丟了一個垃圾，或是把筆放回筆筒中，雖然只是一件小事，卻會對潛意識傳達出一個有力的訊息：我也有做得到的事。

這麼一來，心慢慢就會變得比較積極。之後就可以運用斷捨離的技巧，更有效率地收拾了。

做什麼事情都不嫌晚

「我至今對許多事情都充滿後悔，我有很多當時想做卻沒有去做的事。但是我覺得現在才開始嘗試一些新的東西已經太晚了。」

有高齡者問這個問題，意外的，也有年輕人提問。但是，我能說的是，至少正念的練習不需要年輕也不需要強韌的體力。

可以藉由呼吸感受胸部的律動，在心裡想著「膨脹」、「下沉」，出現雜念的話就延後處理，將注意力放回呼吸上。當你覺察到自己正在呼吸時，你會發現就算年齡增長、身體變得比較不好，自己還是可以做正念的練習。不論男女老少誰都可以做到。

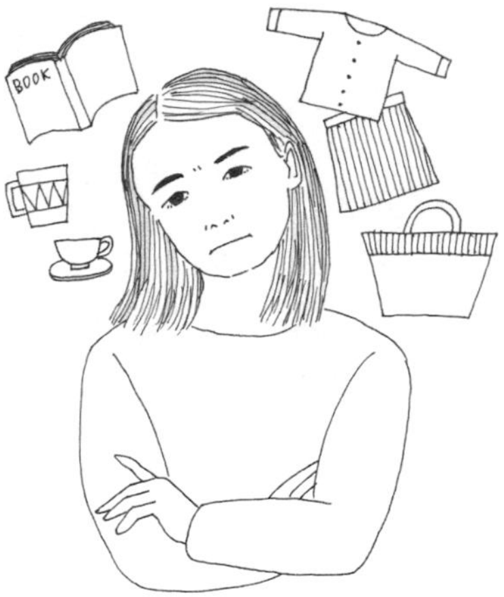

問題在於「反正已經來不及了」、「我是不是做不到」等，這些放棄與不安的心情。**其實這些放棄與不安的心情，都是需要以正念客觀看待並且放下的對象。**

「我認為自己年紀大了所以想要放棄。」

「我認為已經來不及了，覺得很失望。」

像這樣實況轉播並進入正念狀態，就能趕走迷惘的心情，出現想要嘗試看看正念冥想的心情。

不論你現在是幾歲，「此時此刻」都是開始正念練習的絕佳時機。

後記

你覺得怎麼樣呢？

你現在應該知道正念並不困難，只要10秒的時間就能做到。有意識地去做便能在瞬間進入正念狀態，如此一來，也就能夠摒除煩躁與不安等「此時此刻」不需要的負面情緒、變得更積極正向，自己也會充滿自信。

像我自己，以前也是自我肯定感比較低落的人。不過我在40年前認識了冥想，從此之後**每天都會持續做正念冥想，也因此得以強化自我肯定感，變得更加幸福。**所以我才會想要向各位傳達透過正念獲得幸福的方法。

為了表現出自己很能幹的樣子，為了讓別人或自己留下好印象而不斷工作，這樣真的很辛苦。「工作做不好的自己就只是廢物」像這樣為了填補內心的空洞，一味地努力著。但是做過多的工作遲早會出現失誤，出現失誤後又會怪罪自己，再次陷入情緒低落的循環中。

這種時候**如果能進入正念狀態，瞬間就能趕走那些侵蝕自己的負面思考與情緒。**在心裡想「我在否定做不好的自己」，若是可以認同真實的自己，罪惡感也會消失不見。

也許你心中抱持的是更龐大的煩惱。「我的問題更嚴重、更重大」也許你會想這麼說。

但是，不管是多大的問題，只要即時且客觀地覺察「此時此刻」的現實狀態，你就能放下負面思考，並且解決問題。

比方說：

- 我很擔心某一件事
- 我覺得很煩躁，無法專心
- 我好像惹剛才那個人生氣了
- 我很害怕與那個人見面

●要做的事太多了，我提不起勁

諸如此類。**如果你可以用正念客觀看待你的煩惱，就有機會採取更積極的方式，轉換成更值得期待的事物。**

請務必要將正念運用在你的生活中。一天只要10秒，就能開始與先前截然不同、繽紛燦爛的每一天。

順帶一提，我在吃的冥想中介紹過的，將食物移動到舌尖的方法，是參考松尾伊津香小姐的著作《咀嚼：享受吃的快樂也不會發胖的秘密》（尖端出版）。我藉此機會表達感謝。另外，我也要由衷感謝編輯長谷川勝野先生給我機會，讓我挑戰本書的新課題「10秒正念」。

最後，我要誠摯感謝看完本書的你。願保持正念的每一天可以讓你的人生更加美好。

精神科醫師　藤井英雄

【作者簡介】

藤井英雄

精神科醫師。作家。
1957年出生於神戶。1982年從鹿兒島大學醫學系畢業。
2011年成立「心的使用說明研究所」。日本肌動學學院顧問。
透過電子報《7日間でマインドフルネスがわかる！（七天理解正念）》，以淺顯易懂的方式介紹心理學、東方醫學、氣的知識與資訊。具有40年冥想經歷，25年以上的正念冥想經驗，提倡可以在日常生活中輕鬆學會正念的方法。舉辦過許多研究會與座談活動來推廣正念，所推廣的正念冥想因「容易理解又能輕鬆實踐」而廣受好評，幫助了許多長期因負面思考而困擾的人，並以冥想專業醫師的身分接受過許多雜誌的採訪。
著有《鍛鍊正念：擺脫情緒綁架，有效改變你的一生》（東販出版）、《マインドフルネス「人間関係」の教科書》（Clover出版）、《ビジネスマンのための「平常心」と「不動心」の鍛え方》（同文館出版）等。

官方部落格：https://ameblo.jp/cocoronotorisetsu/
官方電子報：https://www.agentmail.jp/form/pg/1793/1/

【日文版工作人員】
內頁插畫／久保夕香

十秒正念冥想法

精神科醫師教你有效清除雜念，
輕鬆享受高效工作與減壓生活！

2022年2月1日初版第一刷發行
2022年4月1日初版第二刷發行

作　　者　藤井英雄
譯　　者　李秦
編　　輯　陳映潔
美術編輯　黃郁琇
發 行 人　南部裕
發 行 所　台灣東販股份有限公司
＜地址＞台北市南京東路4段130號2F-1
＜電話＞(02)2577-8878
＜傳真＞(02)2577-8896
＜網址＞http://www.tohan.com.tw
郵撥帳號　1405049-4
法律顧問　蕭雄淋律師
總 經 銷　聯合發行股份有限公司
＜電話＞(02)2917-8022

TOHAN

國家圖書館出版品預行編目資料

十秒正念冥想法：精神科醫師教你有效清除雜念，輕鬆享受高效工作與減壓生活！/藤井英雄著；-- 初版. --臺北市：臺灣東販, 2022.02
192面；14.7×21公分
ISBN 978-626-329-100-3 (平裝)

1.CST：超覺靜坐 2.CST：情緒管理 3.CST：生活指導

411.15　　110022474